U0207148

中 医 四 大 经 典
全|本|全|译|全|注

金匮要略

全本全译全注

吴少祯◎译注

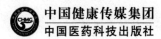

中国健康传媒集团
中国医药科技出版社

内容提要

　　《金匮要略》为汉代张仲景所著，是一部理论与实践相结合的中医经典著作，也是我国现存最早的一部论述杂病诊治的专书。本书参考诸家注本，对《金匮要略》进行译注。全书共3卷25篇，主要包括原文、白话解、注音、注释等内容，其中白话解通俗易懂，在词义、句式、词序上与经文相互对应；对于文中出现的冷僻费解或具有特定含义的字词、术语等内容，进行了必要的注音和注释。此外，本书采用原文和白话解左右对应的排版形式，行格舒朗，层次分明，方便读者诵读学习。本书适合中医药院校学生、中医药临床工作者及广大中医药爱好者参考阅读。

图书在版编目（CIP）数据

　　金匮要略全本全译全注/吴少祯译注.—北京：中国医药科技出版社，2022.1

　　（中医四大经典全本全译全注）

　　ISBN 978-7-5214-2763-9

　　Ⅰ.①金…　Ⅱ.①吴…　Ⅲ.①《金匮要略方论》–译文　②《金匮要略方论》–注释　Ⅳ.①R222.32

　　中国版本图书馆CIP数据核字(2021)第221375号

美术编辑　陈君杞
版式设计　友全图文

出版　**中国健康传媒集团**｜中国医药科技出版社
地址　北京市海淀区文慧园北路甲22号
邮编　100082
电话　发行：010-62227427　邮购：010-62236938
网址　www.cmstp.com
规格　787×1092mm $\frac{1}{16}$
印张　9 $\frac{3}{4}$
字数　243千字
版次　2022年1月第1版
印次　2023年8月第2次印刷
印刷　三河市百盛印装有限公司
经销　全国各地新华书店
书号　ISBN 978-7-5214-2763-9
定价　**35.00元**

版权所有　盗版必究
举报电话：010-62228771
本社图书如存在印装质量问题请与本社联系调换

获取新书信息、投稿、
为图书纠错，请扫码
联系我们。

出版者的话

中医学是中国优秀文化的重要组成部分，传承发展中医药事业是适应时代发展要求的历史使命。中医古籍经典是中医药学发展的根基，中医临床则是其长久发展的核心力量。传承中医，要从读经典入手，文以载道，"自古医家出经典"，中医传统思维尽在于医籍，因此经典要读。

《黄帝内经》《伤寒论》《温病条辨》《金匮要略》并称为中医学四大经典著作，几千年来在中医界有着崇高的地位，是后世所有医书所不能取代的，备受历代医家重视，也是现今中医学者必读的经典著作。

由于经典著作成书较早，文字古奥，语句艰深，为了让现代读者更好地古为今用、理解其核心要义，我社组织出版了"中医四大经典全本全译全注"丛书。本套丛书分为《黄帝内经素问全本全译全注》《黄帝内经灵枢全本全译全注》《伤寒论全本全译全注》《温病条辨全本全译全注》《金匮要略全本全译全注》5个分册。各分册主要包括原文、白话解、注音、注释等内容。其中原文选择公认的善本为蓝本；白话解通俗易懂，在词义、句式、词序上与经文相互对应；对于文中出现的冷僻费解或具有特定含义的字词、术语等内容，进行了必要的注音和注释。此外，为方便读者诵读学习，特将本套丛书设计为原文和白话解左右对应的排版形式，行格舒朗，层次分明。

本次整理，力求原文准确，遴选精善底本，若底本与校本有文字存疑之处，择善而从。整理原则如下。

（1）全书采用简体横排，加用标点符号。底本中的繁体字、异体字径改为规范简体字，古字以今字律齐。凡古籍中所见"右药""右件"等字样中，"右"均改为"上"。

（2）凡底本、校本中有明显的错字、讹字，经校勘无误后予以径改，不再出注。

（3）古籍中出现的中医专用名词术语规范为现通用名。如"藏府"改为"脏腑"，"旋复花"改为"旋覆花"等。

（4）凡方药中涉及国家禁猎及保护动物（如虎骨、羚羊角等）之处，为保持古籍原貌，未予改动。但在临床应用时，应使用相关代用品。

希望本丛书的出版，能够为诵读医籍经典、切于临床实用提供强有力的支持，为培养中医临床人才贡献一份力量。在此过程中，由于编者的知识和水平有限，疏漏之处在所难免，敬请广大读者提出宝贵意见，以便今后修订改进。

中国医药科技出版社

2021年6月

前　言

《金匮要略》是我国东汉时期著名医家张仲景所著《伤寒杂病论》的杂病部分，与《伤寒论》是姊妹篇，也是我国现存最早的一部论治杂病的专著。由于其融理论与临床为一体，创立了理、法、方、药悉备的辨病与辨证相结合的杂病诊疗体系，为后世中医临床医学的发展奠定了坚实的基础，产生了深远的影响，因此古今医家对本书推崇备至，赞誉其为方书之祖、医方之经、治疗杂病的典范，也被后世公认为中医学的四大经典著作之一。

张仲景，名机，字仲景，东汉南阳郡（今河南省南阳市）人。据记载，张仲景曾官至长沙太守，年少时求学于同郡名医张伯祖，并最终成为一代名医，被后世医家尊为医圣。

《伤寒杂病论》成书于东汉末年，由于当时封建割据，战乱纷飞，民不聊生，疾疫大行，死亡者甚众，张仲景的家人屡屡患病。于是张仲景潜心精研医术，立志著书活人，总结继承了秦汉以前的医学成就，广泛采集各家之长，结合个人平脉辨证的丰富经验，最终完成了这部不朽之作。

《伤寒杂病论》成书不久就在战乱中散佚了。西晋太医令王叔和只搜集整理到了《伤寒杂病论》中的伤寒部分，使《伤寒论》重现于世，而杂病部分只散见于《脉经》《备急千金要方》《外台秘要》《诸病源候论》等医书中。直到北宋仁宗年间，翰林学士王洙在翰林院所收存的残破旧书中发现了三卷本的《伤寒杂病论》——《金匮玉函要略方》。这本书上卷论伤寒，中卷论杂病，下卷记载方剂和诊治妇科疾病的内容。于是王洙将这部书传抄了出去，"常以对方证对者，施之于人，其效若神"。但由于《金匮玉函要略方》是节略本，其文"或有证而无方，或有方而无证"，因此存在"救疾治病，其有未备"的缺点。于是北宋校正医书局林亿、孙奇等人重新整理校订此书时，删除了已有流行并编次较为完整的《伤寒论》的部分，将中、下卷内容编辑整理，尤其将所载方剂移列于原文病证之下，"使仓促之际，便于捡用"，遂编成上、中、下三卷。此外，他们还采集各家方书中转载仲景治疗杂病的经方等，分类附于每篇之末，"以广其法"。校订之后，书名定为《金匮要略方论》，亦称《金匮要略》，简称《金匮》。与《伤寒论》相似，《金匮要略》流传至今也有多个版本，但以元代邓真的复刻版最为流行。

《金匮要略》成书久远，其文字古奥，流传中又经历了散佚、整理、传抄、校正等，本就出自残卷，又是节略本，因此多有错简、遗漏或讹传。为了更好地古为今用，本书按照原著二十五篇的顺序，在忠实著作原文的基础上，对原文进行注音、注释和白话解，其中原文以元代邓珍仿宋代刻本为底本，吴迁本《金匮要略方》为校本；白话解采用意译和直译相结合的方式，语言通俗易懂，在词义、句式、词序上与经文相互对应；对于文中出现的冷僻费解或具有特定含义的字词、术语等内容，添加了注音和注释，以帮助读者理解其核心要义。此外，本书采用了原文和白话解左右对应的排版形式，便于读者更直观地阅读学习。

　　在编写过程中，有一些情况需要特别说明。

　　（1）药物的计量单位，在白话解中仍然保留了原文中的"两""合""方寸匕""钱匕"等。因为汉代的"两"与现代的"克"之间的折算关系历来争议较大，故本书未做"两"与"克"的折算，其他剂量单位亦保留原貌。

　　（2）汉代的药物剂量单位有重量和容积两种。重量单位包括铢、两、斤、钧、石。其中1200个黍重12铢，24铢是1两，16两是1斤，30斤是1钧，4钧是1石。容积单位包括合、升、斗、石，其中10合是1升，10升是1斗，10斗是1石。另有称取散剂的方寸匕和钱匕。方寸匕，形状如刀匕，大小为古代一寸见方，用方寸匕舀取散剂，以不洒落为度。钱匕用汉代的大钱舀取散剂，以不洒落为度。

　　（3）原文一些方剂中的计量单位并非仲景时期所用，如防己黄芪汤中"黄芪一两一分"的"分"，多认为是后世补入的，在此统一说明。

　　（4）《金匮要略》原文中有较多的小字部分，这部分内容多为林亿等重新整理校订时根据收录了该条原文的其他医书中的记载进行的批注，小字部分内容与原文多有相悖，亦常有解释不通之处，故本书保留了小字部分文字，只做简单翻译，未做详细解释。

　　由于水平有限，疏漏之处在所难免，欢迎广大读者提出宝贵意见，以便今后修订改进。

译注者

2021年6月

目　录

1

卷中

卷下

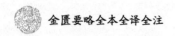

金匮要略方论序

张仲景为《伤寒杂病论》合十六卷，今世但传《伤寒论》十卷，杂病未见其书，或于诸家方中载其一二矣。翰林学士[1]王洙在馆阁日，于蠹（dù）简[2]中得仲景《金匮玉函要略方》三卷：上则辨伤寒，中则论杂病，下则载其方，并疗妇人。乃录而传之士流，才数家耳。尝以对方证对者，施之于人，其效若神。然而或有证而无方，或有方而无证，救疾治病其有未备。国家诏儒臣校正医书，臣奇先校定《伤寒论》，次校定《金匮玉函经》。今又校成此书，仍以逐方次于证候之下，使仓卒之际，便于检用也。又采散在诸家之方，附于逐篇之末，以广其法。以其伤寒文多节略，故所自杂病以下，终于饮食禁忌，凡二十五篇，除重复合二百六十二方，

张仲景写的《伤寒杂病论》一共有十六卷，但现在世上只流传着《伤寒论》十卷，杂病的部分已经失传，或者只在其他医家的方书中记载了《伤寒杂病论》治疗杂病的一两个方子。翰林学士王洙在翰林院所存的已经被虫蛀了的竹简中发现了《金匮玉函要略方》三卷：上卷记载的是伤寒的诊治方法，中卷记载的是杂病的诊治方法，下卷记载的是上卷和中卷用到的方剂，以及妇科病的诊治方法。于是王洙把《金匮玉函要略方》抄录了下来，并在文士之间传抄，流传范围并不广泛。这些文士中有人将书中所记载的病证与患者情况一致的方剂用来给人治病，效果超群。然而这本书中有的方证是记载了证候、症状却没有给出治疗方剂，有的方证给出了治疗方剂却没有记载证候、症状，临床用于治病救人还不够完善。国家召集了有学识的大臣校订医书，我孙奇先参与校订了《伤寒论》，接着又校订了《金匮玉函经》。现在又来校订这本书，体例上仍然延用了把每首方剂列在相应证候下面的格式，便于在紧急情况下使用。又另外搜集了散见于各家医书中的医方，附在各篇的后面，用来扩充仲景的治疗手段。由于书中引用的《伤寒论》中的条文大多比较简略，所以只取从杂病开始，到饮食禁忌为止的部分，总共二十五篇，除去重复的内容，一共有二百六十二首方剂，编成上、中、下三卷，依然叫《金匮方论》。我曾经读过《魏志·华

---

[1] 翰林学士：官名，为皇帝的机要秘书，承命撰拟有关任免将相和册后、立太子等事的文告。

[2] 蠹简：被虫蛀坏的书，泛指破旧书籍。

1

勒成上、中、下三卷，依旧名曰《金匮方论》。臣奇尝读《魏志·华佗传》云："出书一卷曰，此书可以活人。"每观华佗凡所疗病，多尚奇怪，不合圣人之经。臣奇谓活人者，必仲景之书也。

大哉！炎农圣法，属我盛旦，恭惟主上，丕承大统，抚育元元，颁行方书，拯济疾苦，使和气盈溢，而万物莫不尽和矣。

太子右赞善大夫[1]臣高保衡

尚书都官员外郎[2]臣孙奇

尚书司封郎中[3]充秘阁校理[4]臣林亿等

传上

佗传），其中写道："华佗拿出一卷书说，这本书可以用来治病救人。"然而我在看华佗治病的医案时，觉得华佗治病的方法都很奇怪，似乎不符合先贤经典中的论述。我认为可以用来治病救人的书应当是仲景的著作。

多么的伟大啊！炎帝、神农时的智慧传承到了我们这个繁荣昌盛的时代。敬贺皇上继承大统，抚养教育百姓，颁布发行方书，救济人民疾苦，使祥和之气充盈满溢，这样天下万物都能和乐安详。

太子右赞善大夫臣高保衡

尚书都官员外郎臣孙奇

尚书司封郎中兼任秘阁校理

臣林亿等人呈献给皇上

---

[1]太子右赞善大夫：官名，负责辅导太子。

[2]尚书都官员外郎：官名，刑部十八司员外郎中负责主管文书的官员。

[3]尚书司封郎中：官名，吏部中负责执掌官印、叙赠、承袭之事的五品官。

[4]秘阁校理：文渊阁阁职名，负责撰集文章、校理经籍。

卷 上

脏腑经络先后病脉证第一
论十三首　脉证二条

问曰：上工[1]治未病[2]，何也？师曰：夫治未病者，见肝之病，知肝传脾，当先实脾[3]，四季脾王（wàng）[4]不受邪，即勿补之。中工[5]不晓相传，见肝之病，不解实脾，惟治肝也。

夫肝之病，补用酸，助用焦苦，益用甘味之药调之。酸入肝，焦苦入心，甘入脾。脾能伤肾[6]，肾气微弱，则

提问：听说最高明的医生能够治未病，这是什么意思呢？老师回答说：所谓治未病，以肝的实证为例，就是临床上见到了肝的实证，知道它可能会往脾传变，因此在治疗的过程中注意调理补养脾脏。但如果在四季的最后18天，脾气比较旺盛的时候，不容易受到病邪的侵袭，就不需要补脾脏了。中等水平的医生不知道这种疾病传变的规律，见到肝的实证，不懂得去调补脾脏，只是一味地治疗肝的病变。

如果是肝虚证的患者，应当用酸味的药物予以补益，用焦苦味的药物予以辅助，再用甘味的药物加以调理。酸味的药物是入肝脏的（中医学理论中，五脏与五味具有对应关系，其中酸属肝，苦属心，甘属脾，辛属肺，咸属肾。五味能够调补其相对应的脏腑），焦苦味的药物是入心脏的，甘味的药物是入脾脏的。脾气旺盛了就能够抑制肾气（使肾气不会太过旺盛），肾气比较平和则肾水就不会太过强盛中医学

---

[1] 上工：指最高明的医生。《周礼·天官·医师》："岁终则稽其医事，以制其食，十全为上。"《灵枢·邪气脏腑病形》："上工十全九。"《难经·十三难》："经言知一为下工，知二为中工，知三为上工。"上工即精通医理，医术精湛的医生。

[2] 未病：指还没有出现病变，但有可能通过病邪的传变而发生病变的脏腑。

[3] 实脾：指调理补养脾胃。

[4] 四季脾王：王，通"旺"。《素问·太阴阳明论》："脾者土也，治中央，常以四时长四脏，各十八日寄治，不得独主于时也。"在中医理论中，五脏与四季有对应关系。其中春季（农历一、二、三月）属肝，夏季（农历四、五、六月）属心，秋季（农历七、八、九月）属肺，冬季（农历十、十一、十二月）属肾，而每个季节的最后18天都属于脾。在每个脏腑所对应的季节里，该脏腑的正气就比较充盛。四季脾旺，是指在农历三、六、九、十二各月月末的18天里，脾气比较充盛。

[5] 中工：指水平略低于上工的医生。《难经·十三难》："经言知一为下工，知二为中工，知三为上工。"《灵枢·邪气脏腑病形》："中工者十全七。"

[6] 脾能伤肾：伤，有制约、抑制之义。《说文解字·人部》段玉裁注："《山海经》谓：木束为伤。"脾能伤肾，是指脾土能够制约肾水之气，使肾水不会太过旺盛。

3

金匮要略全本全译全注

水不行；水不行，则心火气盛，心火气盛，则伤肺，肺被伤，则金气不行；金气不行，则肝气盛。故实脾，则肝自愈。此治肝补脾之要妙也[1]。肝虚则用此法，实则不在用之。

经[2]曰：虚虚实实[3]，补不足，损有余，是其义也。余脏准此。（1）

夫人禀（bǐng）五常[4]，因风气[5]而生长，风气虽能生万物，亦能害万物，如水能浮舟，亦能覆舟。若五脏元真[6]通畅，人即安和。客气邪风[7]，

理论中，五脏与五行具有对应关系，其中肝属木，心属火，脾属土，肺属金，肾属水。这种五脏与五行的对应关系，与各脏腑本身的生理功能有密切联系。可以通过五行的相生相克关系推演出五脏功能之间的相生相克关系），肾水不会太旺（就不会过度克伐心火），心火就会比较旺盛，心火旺盛则会制约肺金，肺金受到制约，肺的功能就不会太过强盛，肺的功能比较平和，肺金对肝木的过度克制就会减弱（当肝虚的时候，与肝木有相克关系的肺金可能趁虚更多地克伐肝木，使肝木更虚，这种情况在中医五行理论中称为"乘"），肝气就能够逐渐旺盛起来。因此通过调补脾气就能够达到治疗肝虚证的目的。这就是治疗肝虚病证时采用补脾方法的奥妙之处。对于肝的虚证可以使用这种方法，但如果是肝的实证，就不能用了。

正如医经上所说：不要损伤正气虚弱的脏腑，不要补益邪气盛实的脏腑。而应当用补法治疗正气不足的虚证，用泻法治疗邪气盛实的实证。这就是经文中所说的道理。其他脏腑也可以按这个方法来治疗。

人感受五行之气，在自然界的气候变化中生长，自然气候虽然能够滋养化生世间万物，但有时候也会对万物有所损害。就像水能够把船托起来，也能够使船倾覆一样。如果人体脏腑气血充实，通畅平和，人体就是健康的。如果外界不正常的气候侵袭人体，就会引起各种疾病，甚至死亡。世间各种疾病，归纳起来可分为三类：一是经络受到外界邪气侵犯，向内传变至脏腑，这是外邪向内侵入的情况；二是外界

---

[1] 酸入肝……此治肝补脾之妙也：这17句话，历代注家的意见并不一致，其中以《医宗金鉴》为代表的观点认为，这是从五脏整体观出发来阐明用药的复杂性；而以尤怡的《金匮要略心典》为代表的观点则认为，这是后人做的注释，应当从原文中去掉。

[2] 经：指仲景时代之前的医学经典，具体是何书，不能确定。

[3] 虚虚实实：第一个"虚"和"实"字为使动用法，是使之虚，使之实的意思。《素问·五常政大论》中有"勿盛盛，勿虚虚"；赵以德《金匮方论衍义》中写作"毋虚虚，毋实实"。此处可能有脱简，应当理解为不能使虚证更虚，不能使实证更实，也就是不要损伤正气虚弱的脏腑，也不要补益邪气盛实的脏腑。也有日本医家将其解释为"所有虚证，所有实证"，亦可。

[4] 人禀五常：禀，感受。五常，即五行，也泛指五行所对应的自然界气的运行规律。

[5] 风气：泛指自然界的气候。

[6] 元真：指元气或真气。

[7] 客气邪风：外来曰客，不正曰邪。客气邪风，泛指容易致病的不正常气候。

中人多死。千般疢（chèn）难[1]，不越三条：一者，经络受邪，入脏腑，为内所因也；二者，四肢九窍，血脉相传，壅塞不通，为外皮肤所中也；三者，房室、金刃、虫兽所伤。以此详之，病由都尽。

若人能养慎[2]，不令邪风干忤（wǔ）经络，适[3]中经络，未流传脏腑，即医治之。四肢才觉重滞，即导引[4]、吐纳[5]、针灸、膏摩[6]，勿令九窍闭塞；更能无犯王法、禽兽、灾伤，房室勿令竭乏，服食节其冷、热、苦、酸、辛、甘，不遗[7]形体有衰，病则无由入其腠（còu）理。腠者，是三焦通会元真之处，为血气所注；理者，是皮肤脏腑之纹理也。（2）

问曰：病人有气色见（xiàn）于[8]面部，愿闻其说。师曰：

的邪气留滞在四肢九窍之中，引起血脉运行不畅，经络壅塞不通，这是外邪侵犯肌表的情况；三是房事过度、刀剑金刃创伤和虫兽咬伤等情况。从这三方面来看世间的各种疾病，所有疾病的病因就都包含在内了。

如果人能够在内养护自身的正气，在外慎避自然界的邪气，不让邪气侵犯人体的经络（经络在这里指代体表），如果邪气刚刚侵犯经络，但没有来得及内传至脏腑，就应该及时进行治疗。在肢体刚出现沉重不适的感觉时，就应采用导引、吐纳、针灸、膏摩等方法（这些方法属于物理疗法，相对于药物而言，更适合治疗比较轻浅的病证），避免邪气闭塞九窍（九窍闭塞后，邪气没有离开人体的出路，容易留邪于内）；更不要触犯法律，还要避免虫兽及自然灾害的伤害，房事不要过度，以免耗伤精气，穿衣饮食注意冷暖适宜，避免五味的过度摄入，不使身体有虚损的部位，病邪就没有机会侵犯人体。腠是指三焦运行交会元真之气的地方，是周身气血灌注的汇通；理是指人体皮肤以及内部脏腑的纹理。

提问：患者会有相应的气色显现于面部，想要听听这种说法的具体情况。老师回答说：如果鼻头颜色发青，提示

[1] 疢难：疢，病。疢难，即疾病。
[2] 养慎：即慎养，慎于养生，内养正气，外慎风寒。
[3] 适：才，刚刚。
[4] 导引：是古代活动肢体的一种养生方法。《一切经音义》记载："凡人自摩自捏，伸缩手足，除劳去烦，名为导引（普通人自己摩擦、揉按身体，屈伸手脚，以达到消除疲劳、烦躁等的方法，就叫作导引）。"
[5] 吐纳：是通过调整呼吸而达到养生目的的一种方法。从口吐出浊气，从鼻吸入清气。
[6] 膏摩：是将药膏涂在一定部位并用手揉摩的一种治疗方法。类似现在的按摩。
[7] 遗：忘记。
[8] 见：同"现"，指显现出来。

鼻头色青，腹中痛，苦冷者死一云腹中冷，苦痛者死。鼻头色微黑者，有水气[1]；色黄者，胸上有寒；色白者，亡血也。设微赤非时[2]者死；其目正圆者，痉，不治。又色青为痛，色黑为劳，色赤为风，色黄者便难，色鲜明者有留饮[3]。（3）

腹中疼痛，如果还兼有怕冷严重的患者预后比较凶险（另一个版本写作"腹中冷，苦痛者死"）。鼻头颜色稍微发黑的患者，体内有水液的停滞；面部出现黄色的患者，胸中有寒邪停滞；面色苍白的患者，有大失血。如果大失血的患者面部却出现了不正常的微微发红，又不是在炎热的夏季，即面色与时令不符，病情比较凶险；两眼圆睁，眼球不能转动的患者患的是痉病，预后不太好。还有，面色发青多为痛证，面色发黑多为虚劳病，面色发红多为风热，面色发黄的患者多有便秘的症状，面部浮肿发亮、眉目分明的患者多为体内有留饮停居。

师曰：病人语声寂然[4]，喜惊呼者，骨节间病；语声喑（yīn）喑然不彻[5]者，心膈间病；语声啾（jiū）啾然[6]细而长者，头中病一作痛。（4）

老师说：患者平时安静无语，但有时会突然发出一声惊呼，多是关节方面的病变（因为有关节方面病证的患者多数时候会寻找让自己舒服的姿势，称为被动体位，所以平时安静无语，但偶尔由于一些原因改变了姿势，引起了关节部位的疼痛，所以会突然惊呼一声）；患者说话的声音低微而不清澈，多是心胸中有实邪阻滞（因为有形实邪阻滞在心胸中，影响了胸腔共鸣，所以说话声音比较闷）；患者说话声音细小而长，像小鸟叫一样，多是头痛病（因为如果说话声音大了，震动头部，头会更痛，所以只能以细小而长的声音说话）（另一个版本写作"痛"）。

师曰：息摇肩[7]者，心中坚[8]；息引胸中上气者，

老师说：呼吸时伴有两肩上耸的患者，多为胸中有痰浊水饮等实邪壅塞；呼吸时引动胸中之气上冲的患者，常表现

---

[1] 水气：病名，指体内有水液停留而发为水肿的疾病。详见水气病篇。

[2] 非时：此处指患者所显现的面色与四季所对应的面色不符。

[3] 留饮：病名，是痰饮病发展过程中的一个阶段，因饮邪内留，日久不去，病情深痼，故名。详见痰饮咳嗽病篇。

[4] 语声寂然：指患者安静无语。

[5] 喑喑然不彻：指说话声音低微而不清澈。

[6] 啾啾然：指声音细小而长，像小鸟的叫声。

[7] 息摇肩：呼吸时需要两肩上耸来帮助呼吸。

[8] 心中坚：此处指胸中坚满，多为实邪阻滞。

咳；息张口短气者，肺痿[1]唾沫。（5）

为咳嗽；张口呼吸、气短的患者，多是患有肺痿，有口吐涎沫的症状。

师曰：吸而微数（shuò），其病在中焦，实也，当下之即愈，虚者不治。在上焦者，其吸促[2]，在下焦者，其吸远[3]，此皆难治。呼吸动摇振振者，不治。（6）

老师说：吸气微急促的患者，病变多在中焦（由于中焦实邪阻滞，影响了肺气的通降，因此吸气微急促），并且是中焦的实证，应该采用攻下的方法治疗就能痊愈，但如果是体质虚弱的患者，就比较难治。病位在上焦的患者，其吸气应该是浅短而快速的（肺气虚，吸气无力）；病位在下焦的患者，其吸气应该是深长而困难的（肾气虚，吸气无权），这两种都是比较难治的病证。如果吸气时还伴有全身的摇动（说明肺气大虚，必须用尽全身的力气才能吸一口气），则更加难以治愈。

师曰：寸口[4]脉动者，因其旺时[5]而动，假令肝旺色青，四时各随其色[6]。肝色青而反白，非其时色脉，皆当病。（7）

老师说：寸口脉的搏动是随着五脏所主季节的不同而有所变化的，比如肝旺于春季，肝色青，所以春季多见面色发青，其他各脏也有这样的规律。如果在肝所主的春季，面色不发青，反而显现为肺所主的白色，这是面色、脉象与季节不对应，都是疾病的征象。

问曰：有未至而至[7]，有至而不至，有至而不去，有至而太过，何谓也？师曰：冬至[8]之后，甲子[9]夜半少阳

提问：有时节气还没到却已经出现了相应的气候，有时节气已经到了而相应的气候却还没有出现，有时节气已经到了而前一个节气所对应的气候还没结束，有时节气到了而这个节气对应的气候却表现得太过严重。这些情况是怎么回事呢？老师回答说：冬至过后60天是雨水节气，这一天的半

---

[1]肺痿：病名，详见肺痿肺痈咳嗽上气病篇。

[2]吸促：指吸气短浅、急促。

[3]吸远：指吸气深长、困难。

[4]寸口：仲景的寸口脉有两个含义，如果单提口，或与跗阳、少阳等同提，多指寸关尺三部脉的总和，如果与关上、尺中同提，多指寸脉。

[5]王时：王，通"旺"。王时，即当令之时。

[6]四时各随其色：即春色青、夏色赤、秋色白、冬色黑。

[7]未至而至：前一个"至"指节气到，后一个"至"指对应节气的气候到。

[8]冬至：二十四节气之一。

[9]甲子：古代用天干、地支配合起来用来计算年月日的方法。天干有十：甲、乙、丙、丁、戊、己、庚、辛、壬、癸，地支有十二：子、丑、寅、卯、辰、巳、午、未、申、酉、戌、亥。此处的甲子是指冬至之后六十日，也就是雨水节气。

起[1]，少阴之时，阳始生，天得温和。以未得甲子，天因温和，此为未至而至也；以得甲子，而天未温和，此为至而不至也；以得甲子，而天大寒不解，此为至而不去也；以得甲子，而天温如盛夏五六月时，此为至而太过也。（8）

夜子时少阳（也就是小阳，阳气的初生状态）开始升发，少阳升发的时候也就预示着自然界的阳气开始逐渐升发，天气应该逐渐温暖了。如果还没到雨水节气，气候就已经变温暖了，这就是节气还没到而相应的气候已经到了；如果到了雨水节气，天气仍未变温暖，这就是节气到了而相应的气候还没有到；如果到了雨水节气，而气候还非常寒冷，这就是节气到了而前一个节气对应的气候还没结束；如果到了雨水节气，而气候已经炎热得像盛夏五六月份那样，这就是节气到了而对应的气候却表现得太过严重。

师曰：病人脉浮者在前[2]，其病在表；浮者在后[3]，其病在里，腰痛背强不能行，必短气而极[4]也。（9）

老师说：患者出现浮脉，如果浮脉出现在寸脉的部位，则提示病证在表；如果浮脉出现在尺脉的部位，则提示病证在里，可见到腰酸背痛、行走不便、气短严重等症状。

问曰：经云"厥（jué）[5]阳独行"，何谓也？师曰：此为有阳无阴，故称厥阳。（10）

提问：医经上说"厥阳独行"，是什么意思呢？老师回答说：这是指（阳气亢盛，阴虚不能收摄，导致阳气独自妄行）阳盛而阴虚，就称为厥阳。

问曰：寸脉沉大而滑，沉则为实，滑则为气，实气[6]相搏，血气入脏即死，入腑即愈，此为卒厥[7]，何谓也？师

提问：寸脉的脉象是沉大而滑的，脉沉提示血实，脉滑提示气实，血实与气实相互作用，在气在血的邪气如果深入五脏则病情凶险，浅出于腑则容易治愈，这种病叫作卒厥，这是什么样的情况呢？老师回答说：口唇发青，身体冰凉，这是邪气深入于脏的表现，病情凶险；如果身体温暖，有汗

---

[1] 少阳起：此处指阳气初生。

[2] 前：指关脉前的寸脉。

[3] 后：指关脉后的尺脉。

[4] 极：极，疲也，此处指短气严重。

[5] 厥：上逆。

[6] 实气：此处指邪气盛于气血之中。

[7] 卒厥：卒，通"猝"。卒厥，即突然昏倒。

曰：唇口青，身冷，为入脏即死；如身和，汗自出，为入腑即愈。（11）

出，这是邪气浅出于腑的表现，较易治愈。

问曰：脉脱[1]入脏即死，入腑即愈，何谓也？师曰：非为一病，百病皆然。譬如浸淫（jìn yín）疮[2]，从口起流向四肢者可治，从四肢流来入口者不可治；病在外者可治，入里者即死。（12）

提问：脉脱这个病，邪气深入于脏则比较危重，浅出于腑则较易治愈，这是什么意思呢？老师回答说：并不是脉脱这一种病，所有疾病都有这样的规律。比如浸淫疮，先从口唇部出现再发展到四肢的较易治疗，而先从四肢出现再蔓延到口唇部的较为凶险；病势外出的病证较易治愈，病势深入的病证则较为难治。（浸淫疮的例子中，口相对于四肢而言，属于里；四肢相对于口而言，属于外。）

问曰：阳病[3]十八，何谓也？师曰：头痛，项、腰、脊、臂、脚掣（chè）痛。阴病[4]十八，何谓也？师曰：咳、上气、喘、哕（yuě）、咽、肠鸣、胀满、心痛、拘急。五脏病各有十八，合为九十病；人又有六微[5]，微有十八病，合为一百八病，五劳[6]、七伤[7]、

提问：在表的病证有18种，分别指的是什么？老师回答说：包括头痛，脖子的后部、腰、脊背、手臂、脚的抽掣疼痛（这6类又可分为营病、卫病以及营卫合病，共18种）。又提问：那在里的病证也有18种，又分别指的是什么？老师回答说：包括咳嗽、上气、气喘、打嗝、噎、肠鸣、胀满、心痛、拘急（这9类又可分为虚证和实证，共18种）。五脏的病证，（每脏）各有18种，五脏合起来一共90种病；人又有邪中于六腑的病证，每腑（又可分为气分、血分以及气血兼病）一共18种，六腑合起来一共是108种病。而五劳、七伤、六极以及妇科的36种病没有计算在内。

---

[1]脉脱：指脉象沉伏难以触及，多为实邪阻遏，气血不通所致。此处是指一种古代的病名，具体症状病机尚不清楚。

[2]浸淫疮：为一种皮肤病，详见疮痈肠痈浸淫病篇。

[3]阳病：指在上、在表、在四肢、在经络的病证。

[4]阴病：指在下、在里、在躯干、在脏腑的病证。

[5]六微：指邪中于腑。

[6]五劳：《素问·宣明五气》及《灵枢·九针》中以久视伤血、久卧伤气、久坐伤肉、久立伤骨、久行伤筋为五劳；《备急千金要方》中以志劳、思劳、忧劳、心劳、疲劳为五劳。

[7]七伤：血痹虚劳病篇中以食伤、忧伤、饮伤、房室伤、饥伤、劳伤、经络营卫气伤为七伤。

六极[1]，妇人三十六病[2]，不在其中。

清邪居上，浊邪居下，大邪中表，小邪中里，谷饪（rèn）[3]之邪，从口入者，宿食也。五邪中人，各有法度，风中于前，寒中于暮，湿伤于下，雾伤于上，风令脉浮，寒令脉急，雾伤皮腠，湿流关节，食伤脾胃，极寒伤经，极热伤络。（13）

雾露之邪性质轻清，多存在于较高的位置，水湿之邪重浊，多存在于较低的位置，风邪多侵犯人体肌表，寒邪多入里伤及脏腑，饮食物形成的邪气从口腔进入人体，（损伤脾胃）就形成了宿食病。以上五邪伤及人体各有其特性和规律，风邪多在上午侵袭人体，寒邪多在傍晚侵袭人体，湿邪多侵袭人体的下部（下肢关节），雾邪多侵袭人体的上部（头面部），风邪（性质散漫）使脉象轻浮，寒邪（性质收敛）使脉象紧急，雾邪多伤及皮肤腠理，湿邪多流注关节四肢，饮食之邪容易损伤脾胃，太过寒凉容易损伤于经，太过温热容易损伤于络（因为经属阴，络属阳，寒属阴，热属阳，同气相求，所以寒伤经，热伤络）。

问曰：病有急当救里救表者，何谓也？师曰：病，医下之，续得下利清谷[4]不止，身体疼痛者，急当救里；后身体疼痛，清便自调[5]者，急当救表也。（14）

提问：治病有时需要先治疗里证，有时却需要先治疗表证，这是什么意思呢？老师回答说：如果患者本来患的是表证，医生却使用了攻下的方法，导致患者出现腹泻不止且完谷不化（说明苦寒攻下损伤了在里的阳气），即便此时仍有身体疼痛等表证症状存在，也应该先治疗里证（因为治疗表证应该用发汗的方法，而发汗容易更伤在里的阳气，所以要先治疗里证）。等到大便恢复正常之后（大便恢复正常说明里虚已经好了），如果还存在身体疼痛的症状，就可以治疗表证。

---

[1] 六极：《备急千金要方》中以气极、脉极、筋极、肉极、骨极、精极为六极；《诸病源候论》中以气极、血极、筋极、骨极、肌极、精极为六极。

[2] 妇人三十六病：《诸病源候论》中指十二癥、九痛、七害、五伤、三痼；《金匮要略简释》中有妊娠篇十病、产后病篇九病、妇人杂病篇十七病，共计三十六病。

[3] 谷饪：泛指饮食。

[4] 清谷：清，通"圊（qīng）"。清谷，指大便中有未消化的食物，又称完谷不化。

[5] 清便自调：指大便恢复正常。

夫病痼（gù）疾[1]加以卒病[2]，当先治其卒病，后乃治其痼疾也。（15）

如果本来患有慢性难治的痼疾，近期又患上了新病的患者，应该先治疗新病，新病治愈后再继续治疗痼疾。（由于新病初得，病邪较浅，容易治疗；痼疾病程较久，病根难除，所以先治疗新病，后治疗痼疾。）

师曰：五脏病各有所得者[3]愈，五脏病各有所恶（wù）[4]，各随其所不喜[5]者为病。病者素不应食，而反暴思之，必发热[6]也。（16）

老师说：五脏的病证都有适宜病情痊愈的饮食和居处，五脏的病证也都有不利于其病情痊愈的饮食和居所。在不利于病情痊愈的饮食居住环境下，五脏病证就不容易痊愈。如果患者平时不太想吃东西，却突然特别想吃了，一定是病情有所发展了。

夫诸病在脏[7]，欲攻之，当随其所得[8]而攻之[9]，如渴者，与猪苓（líng）汤。余皆仿此。（17）

凡是病位在里的病证，想要治疗它，应该根据相应病邪的性质来进行治疗。例如热与水相结所导致的口渴病证，可以用猪苓汤治疗。其他病证可以此类推。

---

[1]痼疾：指久治不愈的疾病。

[2]卒病：指新近患的病程较短的疾病。

[3]所得：指有利于病证痊愈的饮食和居处。

[4]所恶：指不利于病证痊愈的饮食和居处。

[5]不喜：与"所恶"相同。

[6]发热：提示病情的发展。

[7]在脏：此处泛指在里。

[8]所得：此处指病邪的性质。

[9]攻之：治疗。

痉湿暍病脉证治第二

论一首　脉证十二条　方十一首

太阳病，发热无汗，反恶寒者，名曰刚痉（jing）[1]。（1）

太阳病，伴有发热、不出汗、怕冷等症状的痉病，叫作刚痉。

太阳病，发热汗出，而不恶寒，名曰柔痉[2]。（2）

太阳病，伴有发热、出汗，并且不怕冷等症状的痉病，叫作柔痉。

太阳病，发热，脉沉而细者，名曰痉，为难治。（3）

太阳病，出现了发热，脉象沉而细等症状（发热说明邪盛，脉细说明正虚），如果同时又出现了痉病的症状，则预后不良。

太阳病，发汗太多，因致痉。（4）

太阳病，（用了发汗的方法却）汗出太多，（损伤了津液，津液不能濡润筋脉就）可能导致痉病的发生。

夫风病[3]，下之则痉，复发汗，必拘急。（5）

风邪所导致的病证，如果误用了攻下的方法可能会引发痉病，如果再使用发汗的方法，就会导致筋脉更加拘急挛缩。

疮家[4]，虽身疼痛，不可发汗，汗出则痉。（6）

久患疮疡不愈或遭受金刃创伤未愈的患者（本身存在阴液的损伤），即使身体疼痛，也不可以单纯使用发汗的方法，否则更伤津液，就会引发痉病。

病者身热足寒，颈项强急，恶寒，时头热，面赤目赤，

患者身体发热而足部发冷，脖子前后都感觉肌肉僵硬拘急，怕冷，偶尔头部发热，面色发红，眼睛发红，只有头部

---

[1] 刚痉：病名，外感痉证，属寒邪偏盛，项背强直，恶寒较重，发热无汗。
[2] 柔痉：病名，痉病而见有汗者。
[3] 风病：有两种解释，一是指太阳中风，二是指风温病。
[4] 疮家：指久患疮疡不愈或者遭受金刃创伤未愈的患者。

独头动摇，卒口噤（jìn）[1]，背反张[2]者，痉病也。若发其汗者，寒湿相得，其表益虚，即恶寒甚。发其汗已，其脉如蛇[3]一云其脉浛。（7）

经常出现不自主的摇动（而身体其他部位不动摇），突然出现牙关紧闭，不能说话，背部肌肉僵硬拘急甚至后背向前顶出（呈反向的弓形），这就是痉病。如果给这样的患者误用了发汗的方法，寒邪与湿邪停留在体表，（发汗之后）出汗（损伤在表的阳气）导致表阳更虚，（表阳不能温煦体表）于是会出现恶寒加重的情况。发汗后，脉象会变得弦弦屈曲像蛇爬行蜿蜒的样子（另一个版本写作"其脉浛"）。

暴腹胀大者，为欲解，脉如故，反伏弦者，痉。（8）

痉病患者，如果出现腹部突然胀大的症状，提示病情好转；如果脉象由沉弦变得伏弦，则是（气阴两伤，说明）病情没有好转的迹象。

夫痉脉，按之紧如弦，直上下行[4]一作筑筑而弦。《脉经》云：痉家其脉伏坚，直上下。（9）

痉病的脉象表现为由寸脉到尺脉都是紧而弦的（另一个版本写作"筑筑而弦"。《脉经》里记载：长期患有痉病的患者，脉象是伏而硬的，上下呈直直的一条线）。

痉病有灸疮[5]，难治。（10）

痉病患者如果同时又患有灸疮，就较为难治（因为灸疮流脓流血，容易导致阴血亏虚）。

太阳病，其证备，身体强，几（shū）几然[6]，脉反沉迟，此为痉，栝（guā）楼桂枝汤主之。（11）

患者已经具备了太阳表证的各种症状（如颈项拘急、发热、自汗出、恶风等症状），又出现了身体僵硬不舒展、俯仰转侧不能自如的症状，脉象反而沉迟（太阳表证的脉象应该是浮的），这就是患了痉病，应该用栝楼桂枝汤来治疗。（方略）

栝楼桂枝汤方　栝楼根二两　桂枝三两　芍药三两　甘草

将栝楼根、桂枝、芍药、甘草、生姜、大枣这六味药，用九升水，煎煮到还剩下三升的时候，分成三次温服，服药后应当有微微出汗的表现。如果没有出汗，在服药后大约一顿

---

[1]口噤：指牙关紧闭，不能说话。

[2]背反张：指背部拘急不舒，甚至角弓反张。

[3]若发其汗者……其脉如蛇：此段存疑待考，疑为错简。

[4]上下：指关脉的上下，即从寸脉到尺脉之间。

[5]灸疮：指火灸（如艾灸）所导致的疮病。

[6]几几然：本指小鸟羽翼未丰，伸颈欲飞而不能飞的姿态。此处用来形容患者身体强直，俯仰转侧不能自如。

二两　生姜三两　大枣十二枚

上六味，以水九升，煮取三升，分温三服，取微汗。汗不出，食顷，啜（chuò）[1]热粥发之。

饭的时间，再喝一碗热稀粥以助药力发挥。

太阳病，无汗而小便反少，气上冲胸，口噤不得语，欲作刚痉，葛根汤主之。（12）

葛根汤方　葛根四两　麻黄三两，去节　桂枝二两，去皮　芍药二两　甘草二两，炙（zhì）[2]　生姜三两　大枣十二枚

上七味，㕮咀（fǔ jǔ）[3]，以水七升，先煮麻黄、葛根，减二升，去沫，内诸药，煮取三升，去滓，温服一升，覆取微似汗，不须啜粥，余如桂枝汤法将息[4]及禁忌。

太阳病患者，无汗，小便反而量少了，并且感觉有气向上冲逆到胸膺部，牙关紧闭不能言语，这是将要发展成刚痉，应该用葛根汤来治疗。（方略）

将葛根、麻黄、桂枝、芍药、甘草、生姜、大枣这七味药切碎，用七升水，先煮麻黄、葛根，等到水减少了二升的时候，去掉浮沫，加入其余五味药，煮到还剩下三升的时候，去掉药渣，温服一升。盖被使患者微微出汗，不用喝热稀粥，其他的调养方法和禁忌都和桂枝汤相同。

痉为病一本痉字上有刚字，胸满口噤，卧不着席[5]，脚挛急，必齘（xiè）齿[6]，可与大承气汤。（13）

大承气汤方　大黄四两，酒洗　厚朴（pò）半斤，炙，去皮　枳（zhǐ）实五枚，炙　芒硝

痉病（另一个版本在"痉"字前有"刚"字）的典型表现是胸部胀满，牙关紧闭，背部严重反张，小腿肌肉痉挛，牙齿紧咬而相互摩切有声，这样的患者可以尝试用大承气汤来治疗。（方略）

将大黄、厚朴、枳实、芒硝这四味药，用十升水，先煮厚朴、枳实，煎煮到剩下五升的时

---

[1] 啜：喝。

[2] 炙：中药炮制手法之一，即把药材与液汁辅料同炒，使辅料渗入药材之内。

[3] 㕮咀：原意为咀嚼，此处指将药物切碎。

[4] 将息：指调养。

[5] 卧不着席：指背部反张严重，反折如弓，以至于平卧时背部接触不到床面。

[6] 齘齿：指上下牙齿紧咬，相互摩切有声。

三合[1]

上四味，以水一斗[2]，先煮二物；取五升，去滓，内大黄，煮取二升，去滓（zǐ），内芒硝，更上火微一二沸，分温再服，得下止服。

候，去掉药渣，再加入大黄继续煎煮，煎煮到剩下二升的时候，去掉药渣，再加入芒硝，将药罐放在火上煮到水沸腾一两次，分两次温服。服药后如果出现腹泻就可以停药了。

太阳病，关节疼痛而烦[3]，脉沉而细一作缓者，此名湿痹《玉函》云中湿。湿痹之候，小便不利，大便反快，但当利其小便。（14）

太阳病，出现关节疼痛剧烈，难以忍受，脉象沉而细（另一版本写作"缓"），这是湿痹（《金匮玉函经》中称为"中湿"）。湿痹的症状有小便不通畅，而大便稀薄易于排出，治疗时只需要通利小便就可以了。

湿家[4]之为病，一身尽疼一云疼烦，发热，身色如熏黄[5]也。（15）

久患湿病患者的典型症状有浑身疼痛（另一个版本"疼烦"），发热，皮肤色黄而晦暗。

湿家，其人但头汗出，背强，欲得被覆向火。若下之早则哕（yuě）[6]，或胸满，小便不利一云利，舌上如胎[7]者，以丹田[8]有热，胸上有寒，渴欲得饮而不能饮，则口燥烦也。（16）

久患湿病的患者，只有头部出汗，背部强直，总想盖被、靠近火源等温暖的地方（怕冷）。如果过早误用攻下的方法，则会出现呃逆，或者是胸中胀满，小便不利（另一个版本写作"小便利"），舌面上湿润白滑，似苔非苔，这是因为下焦有热而胸中有寒，口渴想要喝水却喝不下去，导致口中异常干燥难忍。

---

[1]合：旧容量单位，1合等于10勺，10合等于1升。

[2]斗：旧容量单位，1斗等于10升。

[3]烦：剧也，此处用来形容疼痛剧烈。

[4]湿家：指久患湿病的患者。

[5]熏黄：指色黄而晦暗，如被烟熏过一样。

[6]哕：呃逆。

[7]胎：通"苔"，此处指舌上湿润白滑，似苔又非苔。

[8]丹田：穴位名，位于脐下3寸，此处泛指下焦。

湿家下之，额上汗出，微喘，小便利[1]一云不利者死；若下利不止者，亦死。（17）

对于久患湿病的患者，如果医生误用攻下的方法，患者出现额头出汗，微微气喘，小便清长频数的症状（另一版本写作"不利"），此种情况较难治疗；如果患者腹泻不止，也较为难治。

风湿相搏[2]，一身尽疼痛，法当汗出而解，值天阴雨不止，医云此可发汗。汗之病不愈者，何也？盖发其汗，汗大出者，但风气去，湿气在，是故不愈也。若治风湿者，发其汗，但微微似欲出汗者，风湿俱去也。（18）

风邪与湿邪相互作用，患者理应全身疼痛，采用发汗的方法治疗就能够痊愈。此时正赶上阴雨天气，医生说这时候可以发汗。但汗出后病证却没有痊愈，这是为什么？原因是发汗太多，汗出过多，虽然祛除了风邪，但湿邪仍在（因湿邪凝滞，不容易快速祛除），因此没能治愈。使用发汗的方法治疗风湿病时，只有使身体微微出汗即可，这样才能使风邪与湿邪都祛除。

湿家病身疼发热，面黄而喘，头痛鼻塞而烦，其脉大，自能饮食，腹中和无病，病在头中寒湿，故鼻塞，内药鼻中则愈《脉经》云：患者喘。而无"湿家病"以下至"而喘"十一字。（19）

久患湿病的患者出现身体疼痛、发热、面色发黄、气喘、头痛、严重鼻塞等症状，脉大，饮食正常，说明胃气正常，里无病，此病证在于寒湿邪气伤及头部，所以鼻塞，把药物放在鼻孔中就能治愈。（《脉经》里记载：患者喘。没有从"湿家病"到"而喘"的11个字）。

湿家身烦疼，可与麻黄加术汤发其汗为宜，慎不可以火攻[3]之。（20）

麻黄加术汤方 麻黄二两，去节 桂枝二两，去皮 甘草二两，炙 杏仁七十个，去皮尖 白术（zhú）四两

上五味，以水九升，先煮麻黄，减二升，去上沫，内诸药，煮取二升半，去滓，温取八合，覆取微似汗。

久患湿病的患者，出现身体疼痛难忍的症状，可以用麻黄加术汤来治疗，使患者出汗即可，千万而不可以火攻的治疗方法。（方略）

将麻黄、桂枝、甘草、杏仁、白术这五味药，用九升水，先煮麻黄，减少二升的时候，去掉浮沫，加入其他四味药，煎煮到还剩下二升半的时候，去掉药渣，温服八合，盖被使患者微微出汗。

---

[1]小便利：指小便清长而频繁。

[2]搏：凝结不解。

[3]火攻：一种用火热的方法强迫身体发汗的疗法，如烧针、热熨、艾灸等。

病者一身尽疼，发热，日晡（bū）所[1]剧者，名风湿。此病伤于汗出当风，或久伤取冷[2]所致也。可与麻黄杏仁薏苡（yì yǐ）甘草汤。（21）

麻黄杏仁薏苡甘草汤方　麻黄半两，去节，汤泡　甘草一两，炙　薏苡仁半两　杏仁十个，去皮尖，炒

上剉（cuò）[3]麻豆大，每服四钱匕，水盏半，煮八分，去滓，温服。有微汗，避风。

患者全身疼痛、发热，下午3点到5点左右症状加重，这种病证叫风湿。这种病是汗出之后受风所引发的，或者因长期受冷而致。可以尝试用麻黄杏仁薏苡甘草汤来治疗。（方略）

将麻黄、甘草、薏苡仁、杏仁这四味药切成麻豆大小，每次服用四钱匕，用一杯半水，煎煮到八分开的时候，去掉药渣，温服，服药后会微微出汗，应当注意避风寒。

风湿，脉浮，身重，汗出，恶风者，防己黄芪（qí）汤主之。（22）

防己黄芪汤方　防己一两　甘草半两，炒　白术七钱半　黄芪一两一分，去芦

上剉麻豆大，每抄五钱匕，生姜四片，大枣一枚，水盏半，煎八分，去滓，温服，良久再服。喘者，加麻黄半两；胃中不和者，加芍药三分；气上冲者，加桂枝三分；下有陈寒[4]者，加细辛三分。服后当如虫行皮中[5]，从腰下如冰，后坐被上，又以一被绕腰以下，温令微汗，瘥（chài）[6]。

风湿证患者，出现脉浮、身体沉重、汗出、怕风，应该用防己黄芪汤来治疗。（方略）

将防己、甘草、白术、黄芪这四味药切成麻豆大小，每次取五钱匕，加上4片生姜、1枚大枣，用一杯半水，煎煮到剩一碗水的时候，去掉药渣，温服，隔比较长的时间再服一次。如果有气喘可以加半两麻黄，胃脘不舒加三分芍药，感觉有气从下向上冲加三分桂枝，下肢久冷加三分细辛。服药后会有虫子在皮肤下爬行的感觉，腰以下冰冷，需要坐在被子上，并且用另一条被子裹住腰以下的部位，使身体温暖微微出汗则能痊愈。

---

[1] 日晡所：晡，申时，即下午3点到5点。所，表约数。日晡所，即下午3点到5点左右。

[2] 取冷：贪凉。

[3] 剉：同"锉"，用锉进行切削。

[4] 下有陈寒：指下焦素有寒证，且时间较久。

[5] 虫行皮中：指服药后患者皮肤出现痒的感觉，如有虫爬一样，应为药证相合，药力发挥作用的一种表现。

[6] 瘥：指病愈。

伤寒八九日，风湿相搏，身体疼烦，不能自转侧，不呕不渴，脉浮虚而涩者，桂枝附子汤主之；若大便坚，小便自利者，去桂加白术汤主之。（23）

桂枝附子汤方 桂枝四两，去皮 生姜三两，切 附子三枚，炮（pào）[1]，去皮，破八片 甘草二两，炙 大枣十二枚，擘（bāi）[2]

上五味，以水六升，煮取二升，去滓，分温三服。

患者伤寒已经八九天，风邪与湿邪相互作用，身体疼痛剧烈，难以自如转身，没有呕吐、口渴的表现，脉象浮虚而有涩滞的感觉，应该用桂枝附子汤来治疗；如果大便成形而小便正常，应该去掉桂枝加白术，即白术附子汤来治疗。

桂枝附子汤方（方略），将桂枝、生姜、附子、甘草、大枣这五味药，用六升水，煎煮到还剩下二升的时候，去掉药渣，分三次温服。

白术附子汤方 白术二两 附子一枚半，炮，去皮 甘草一两，炙 生姜一两半，切 大枣六枚

上五味，以水三升，煮取一升，去滓，分温三服。一服觉身痹[3]，半日许再服，三服都尽，其人如冒状[4]，勿怪，即是术、附并走皮中逐水气，未得除故耳。

白术附子汤方（方略），将白术、附子、甘草、生姜、大枣这五味药，用三升水，煎煮到还剩下一升的时候，去掉药渣，分三次温服。服第一次药后虽然有汗出但并不畅快，肌肤有麻木感，约半天时间之后再服药。喝完三服药之后，患者如果出现头昏眼花，不必惊慌，这是白术、附子等药温通了阳气，攻逐水湿外散，但水湿还没有全部祛除的缘故。

风湿相搏，骨节疼烦，掣痛[5]不得屈伸，近[6]之则痛剧，汗出短气，小便不利，恶风不欲去衣[7]，或身微肿者，甘草附子汤主之。（24）

风邪与湿邪相互作用，关节部位疼痛难忍，屈伸时更是牵引作痛，触按也会加重疼痛，出汗多，气短，小便不通畅，怕风不想减少衣物，或者身体有轻微的浮肿的患者，应该用甘草附子汤来治疗。（方略）

---

[1] 炮：炮制中药的一种方式，把生药放在热锅里炒，使其焦黄爆烈。

[2] 擘：同"掰"，用手把东西分开或折断。

[3] 身痹：指服药后虽有汗出，但不畅快，肌肤有麻木感。

[4] 冒状：指头目眩晕，头晕眼花。

[5] 掣痛：掣，牵拉。掣痛，指牵引作痛。

[6] 近：作动词，指触、按。

[7] 去衣：指减少衣服。

甘草附子汤方　甘草二两，炙　白术二两　附子二枚，炮，去皮　桂枝四两，去皮

上四味，以水六升，煮取三升，去滓，温服一升，日三服。初服得微汗则解，能食，汗出复烦者，服五合。恐一升多者，服六七合为妙。

将甘草、白术、附子、桂枝这四味药，用六升水，煎煮到还剩下三升的时候，去掉药渣，温服一升，每日三次。第一次服药后如果微微出汗，病证就能够痊愈，如果饮食正常，出汗后仍感觉心烦的患者，可以服用半升。担心一次服用一升太多的话，只服用六七合左右也是可以的。

太阳中暍（yē）[1]，发热恶寒，身重而疼痛，其脉弦细芤（kōu）[2]迟。小便已，洒（sǎ）洒[3]然毛耸，手足逆冷，小有劳，身即热，口开[4]，前板齿[5]燥。若发其汗，则恶寒甚；加温针，则发热甚；数下之，则淋甚。（25）

暑邪外感，病从太阳开始，出现发热恶寒、身体沉重疼痛、脉象弦细或芤迟，小便之后寒战振栗，汗毛直竖，手脚发冷，稍微活动一下就会发热，张口喘息，门牙干燥。如果误用发汗的方法则会导致恶寒更加严重，如果用温针则会加重发热，如果反复攻下则会导致小便短涩疼痛。

太阳中热者，暍是也。汗出恶寒，身热而渴，白虎加人参汤主之。（26）

太阳中热患者，也就是伤暑，出现汗出怕冷、身体发热、口渴，应该用白虎加人参汤来治疗。（方略）

白虎加人参汤方　知母六两　石膏一斤，碎　甘草二两　粳（jīng）米六合　人参三两

上五味，以水一斗，煮米熟汤成，去滓，温服一升，日三服。

将知母、石膏、甘草、粳米、人参这五味药，用十升水，煎煮到粳米熟透，药就煎好了，去掉药渣，温服一升，每日三次。

---

[1] 中暍：暍，伤热也。中暍，即伤暑。

[2] 芤：芤脉，指脉来浮大而软，按之中空如捻葱管，重按时中间无而两边有的脉象。

[3] 洒洒：寒战振栗的样子。

[4] 口开：指暑热内扰，气逆张口作喘的症状。

[5] 前板齿：门牙。

太阳中暍，身热疼重，而脉微弱，此以夏月伤冷水，水行皮中所致也，一物瓜蒂汤主之。（27）

一物瓜蒂汤方 瓜蒂二十个

上锉，以水一升，煮取五合，去滓，顿服[1]。

太阳中暍，出现身体发热、沉重疼痛、脉象微弱的症状，这是夏季过度贪凉饮冷，水湿侵入肌肤所导致的，应该用一物瓜蒂汤来治疗。（方略）

将瓜蒂切碎，用一升水，煎煮到还剩下半升的时候，去掉药渣，一次服尽。

百合狐惑阴阳毒病脉证治第三

论一首　证三条　方十二首

论曰：百合病[2]者，百脉一宗[3]，悉致其病也。意欲食复不能食，常默默，欲卧不能卧，欲行不能行，欲饮食，或有美时，或有不用闻食臭（xiù）[4]时，如寒无寒，如热无热，口苦，小便赤，诸药不能治，得药则剧吐利，如有神灵者，身形如和，其脉微数（shuò）。

每溺（niào）[5]时头痛者，六十日乃愈；若溺时头不痛，淅（xī）然[6]者，四十日愈；若溺快然[7]，但头眩者，二十日愈。其证或未病而预见，或病四五日而出，或病二十日，或一月微见者，各随证治之。（1）

有说法认为，全身血脉同出一源，都能引起百合病（心主血脉，肺朝百脉，心肺为百脉之宗，心肺患病则百脉皆病）。百合病患者表现为想吃东西却又吃不下去，情绪低落，默默不语，想睡却又睡不着，想走却又走不动，想要吃东西，有时食欲很好，吃饭很香，有时却连食物的气味都不想闻，好像怕冷却又不太明显，好像发热却又没有明显的热象，口苦，小便色黄，服用过多种药物都不见好转，有时服药后会出现严重的呕吐、腹泻，好像有鬼神附体一般，患者从外表看来很正常，只是脉象微数。

每次小便时感到头痛的百合病患者，一般六十天才能痊愈；如果小便时不感到头痛，只是有些怕冷寒战的患者，一般四十天即可痊愈；如果小便很畅快，只是感到有些头目眩晕的患者，一般二十天即可痊愈。百合病的症状有的可以在伤寒热病之前出现，有的则在伤寒热病发生四五天后才表现出来，有的则在伤寒热病发生二十天甚至一个月后才能显现，应该分别加以辨证施治。

[1] 顿服：一次性服食。
[2] 百合病：病名。以神志恍惚、精神不定为主要表现的情志病。
[3] 百脉一宗：宗，归聚、本源。百脉一宗，指全身的血脉同出一源。
[4] 臭：气味。
[5] 溺：即尿，指小便。
[6] 淅然：怕风、寒战振栗的样子。
[7] 快然：排尿通利，没有不适。

百合病发汗后者，百合知母汤主之。（2）

百合知母汤方 百合七枚，擘　知母三两，切

上先以水洗百合，渍（zì）[1]一宿，当白沫出，去其水，更以泉水二升，煎取一升，去滓；别以泉水二升煎知母，取一升，去滓，后合和，煎取一升五合，分温再服。

百合病患者，误用发汗的方法之后（阴虚燥热加重），应该用百合知母汤来治疗。（方略）

将百合、知母这两味药，先用水淘洗百合，浸泡一个晚上，等到百合表面起一层白沫时，倒掉旧水，换用二升泉水，煎煮到还剩下一升的时候，去掉药渣；另外用二升泉水煮知母，煎煮到还剩下一升的时候，去掉药渣；将两者的药液混合在一起，再煎煮到还剩一升半的时候，分两次温服。

百合病下之后者，滑石代赭（zhě）汤主之。（3）

滑石代赭汤方 百合七枚，擘　滑石三两，碎，绵裹　代赭石如弹丸大一枚，碎，绵裹

上先以水洗百合，渍一宿，当白沫出，去其水，更以泉水二升，煎取一升，去滓，别以泉水二升煎滑石、代赭，取一升，去滓；后合和重煎，取一升五合，分温服。

百合病患者，误用攻下的方法之后（出现小便色黄、呕吐、呃逆），应该用滑石代赭汤来治疗。（方略）

将百合、滑石、代赭石这三味药，先用水淘洗百合，浸泡一个晚上，等到百合表面起一层白沫时，倒掉旧水，换用二升泉水，煎煮到还剩下一升的时候，去掉药渣；另外用二升泉水煮滑石和代赭石，煎煮到还剩下一升的时候，去掉药渣，将两次的药液混合在一起，再煎煮到还剩下一升半的时候，温服。

百合病吐之后者，用后方主之。（4）

百合鸡子黄汤方 百合七枚，擘　鸡子黄一枚

上先以水洗百合，渍一宿，当白沫出，去其水，更以泉水二升，煎取一升，去滓，内（nà）[2]鸡子黄，搅匀，煎五分，温服。

百合病患者，误用催吐的方法之后（出现心悸、失眠、胃脘嘈杂），应该用百合鸡子黄汤方来治疗。（方略）

将百合、鸡蛋黄这两味药，先用水淘洗百合，浸泡一个晚上，等到百合表面起一层白沫时，倒掉旧水，换成二升泉水，煎煮到还剩下一升的时候，去掉药渣，加入鸡蛋黄，搅匀，等鸡蛋黄煮到五分熟的时候，温服。

---

[1] 渍：浸泡。

[2] 内：同"纳"，意指放进，加入。

百合病，不经吐、下、发汗，病形如初者，百合地黄汤主之。（5）

百合地黄汤方 百合七枚，擘 生地黄汁一升

上以水洗百合，渍一宿，当白沫出，出其水，更以泉水二升，煎取一升，去滓，内地黄汁，煎取一升五合，分温再服。中病[1]，勿更服[2]，大便当如漆[3]。

百合病患者，没有经过吐法、下法、发汗误治，症状跟初期一致，应该用百合地黄汤来治疗。（方略）

将百合、生地黄汁这两味药，先用水淘洗百合，浸泡一个晚上，等到百合表面起一层白沫时，倒掉旧水，换用二升泉水，煎煮到还剩下一升的时候，去掉药渣，加入一升地黄汁，煎煮到还剩下一升半的时候，分两次温服。药物起效后不必再更换其他方药，大便的颜色会发黑，像黑漆一样。

百合病一月不解，变成渴者，百合洗方主之。（6）

百合洗方 上以百合一升，以水一斗，渍之一宿，以洗身。洗已，食煮饼[4]，勿以盐豉（chǐ）[5]也。

百合病患者，一个月后仍未痊愈，而且口渴更加明显的，应该在百合地黄汤的基础上加用百合洗方来治疗。

百合洗方，用一升百合、十升水，浸泡一晚，用泡好的药水擦洗身体。洗过之后应该食用面条一类的食物，不能吃豆豉等咸味食品（因为咸味食品易引起口渴，容易掩盖病情）。

百合病渴不瘥者，栝楼牡蛎散方主之。（7）

栝楼牡蛎散方 栝楼根 牡蛎熬，等分
上为细末，饮服方寸匕[6]，日三服。

百合病患者，加用了百合洗方后仍然口渴没有减轻，应该用栝楼牡蛎散来治疗。（方略）

将栝楼根、牡蛎这两味药捣成细末，每次用水送服一方寸匕，每日三次。

百合病变发热者一作发寒热，百合滑石散主之。（8）

百合病患者，出现明显发热（另一版本写作"恶寒、发热"）的，应该用百合滑石散来治疗。（方略）

---

[1] 中病：指辨证准确，治法合理，用药对证，服药后病情明显好转。

[2] 勿更服：指中病后不可随意更换方药，应当守方继进。

[3] 大便当如漆：指大便色黑，像黑漆一样。

[4] 煮饼：指淡面条之类。

[5] 盐豉：指咸的豆豉。

[6] 方寸匕：古代用来量取药末的器具。

百合滑石散方　百合一两,炙　滑石三两

上为散,饮服方寸匕,日三服。当微利[1]者,止服,热则除。

将百合、滑石这两味药制成散剂,每次用水送服一方寸匕,每日三次。服药后小便应当通利,尿量正常,这时即可停药,热邪就能够祛除了。

百合病见于阴者,以阳法救之;见于阳者,以阴法救之。见阳攻阴,复发其汗,此为逆[2];见阴攻阳,乃复下之,此亦为逆。(9)

百合病阴虚到一定程度时会波及阴中之阳,治疗时宜适当养阳;百合病为阴虚内热所致,如果以内热重,治疗时应补阴以调整阳的偏胜。如果见到阴损及阳的阳虚证候却误用发汗的方法,使阳更伤,这是误治;见到阴虚内热却误用攻下的方法,使阴更伤,这也是误治。

狐惑(huò)之为病,状如伤寒,默默欲眠,目不得闭,卧起不安,蚀[3]于喉为惑,蚀于阴[4]为狐,不欲饮食,恶闻食臭,其面目乍赤、乍黑、乍白。蚀于上部[5]则声喝(yè)[6]一作嘎(gā),甘草泻心汤主之。(10)

狐惑病的典型表现有些与伤寒类似(如恶寒、发热等),又有无精打采,想睡却睡不着,坐卧不安,咽喉部溃烂及前后二阴溃烂为狐惑病,食欲不佳,连食物的味道都不想闻到,面部和眼睛忽红、忽黑、忽白。咽喉溃烂会导致声音嘶哑(另一版本写作"嘎"),应该用甘草泻心汤来治疗。(方略)

甘草泻心汤方　甘草四两　黄芩三两　人参三两　干姜三两　黄连一两　大枣十二枚　半夏半斤

上七味,水一斗,煮取六升,去滓,再煎,温服一升,日三服。

将甘草、黄芩、人参、干姜、黄连、大枣、半夏这七味药,用十升水,煎煮到还剩下六升的时候,去掉药渣,继续煎煮,温服一升,每日三次。

蚀于下部[7]则咽干,苦参汤洗之。(11)

前阴溃烂的患者会出现咽喉干燥的症状,应该用苦参汤熏洗。(方略)

---

[1]微利:小便通利,尿量适度。

[2]逆:乱,反。这里指治法与病情不相符。下"此亦为逆"意同。

[3]蚀:指腐蚀。

[4]阴:指前后二阴,即生殖器、肛门。

[5]上部:指喉部。

[6]喝:指说话声音嘶哑。

[7]下部:指前阴。

苦参汤方 苦参一升

以水一斗，煎取七升，去滓，熏洗，日三服。

将苦参用十升水，煎煮到还剩下七升的时候，去掉药渣，熏洗前阴患处，每日三次。

蚀于肛者，雄黄熏之。（12）

雄黄熏方 雄黄

上一味为末，筒瓦二枚合之，烧，向肛熏之。《脉经》云：病人或从呼吸上蚀其咽，或从下焦蚀其肛阴，蚀上为惑，蚀下为狐。狐惑病者，猪苓散主之。

肛门溃烂的患者，应该用雄黄熏。（方略）

将雄黄捣成药末，置于两枚合成一个筒形的筒瓦中烧，对着肛门部位外熏。（《脉经》中记载：患者或者是随呼吸出现咽喉的溃烂，或者是在下焦出现肛门及前阴的溃烂，咽喉溃烂的称为惑病，前后二阴溃烂的称为狐病。得了狐惑病的患者，应该用猪苓散来治疗）。

病者脉数，无热，微烦，默默但欲卧，汗出，初得之三四日，目赤如鸠（jiū）眼[1]；七八日，目四眦（zì）[2]一本此有黄字黑。若能食者，脓已成也，赤小豆当归散主之。（13）

赤小豆当归散方 赤小豆三升，浸，令芽出，曝干 当归三两

上二味，杵（chǔ）[3]为散，浆水[4]服方寸匕，日三服。

患者脉数，没有恶寒发热的表现，微微心烦，没精打采想睡，出汗，刚发病三四天时眼镜发红，像斑鸠的眼睛一样，到七八天时两眼内外眼角发黑（另一个版在此处有"黄"字，为"目四眦黄黑"）。如果患者能吃东西，提示痈脓已经形成，应该用赤小豆当归散来治疗。（方略）

将赤小豆和当归这两味药捣成散剂，用浆水送服一方寸匕，每日三次。

---

[1] 鸠眼：鸠，即斑鸠，其目色赤，尤其是瞳仁色赤。

[2] 目四眦：指两眼内外眼角。

[3] 杵：同杵捣。

[4] 浆水：酢也，又名酸浆。制作方法见于《本草纲目》中引陈嘉谟的话："炊粟米成，投冷水中，浸五六日，味酸，生白花，色类浆，故名。"就是将已经煮好的粟米饭放到冷水里浸泡五六天，等到水味道发酸，水面上生出白花的时候，颜色像是浆一类比较浓的液体，故称之为浆水，是古代一种饮料。

阳毒之为病，面赤斑斑如锦文[1]，咽喉痛，唾脓血。五日可治，七日不可治，升麻鳖（biē）甲汤主之。（14）

升麻鳖甲汤方　升麻二两　当归一两　蜀椒一两，炒，去汗[2]　甘草二两　雄黄半两，研　鳖甲手指大，一片，炙

上六味，以水四升，煮取一升，顿服之，老小再服，取汗。《肘后》《千金方》阳毒用升麻汤，无鳖甲有桂；阴毒用甘草汤，无雄黄。

阳毒的典型表现为患者面部出现红色的斑纹，咽喉疼痛，咳唾脓血。病程比较短的较易治疗，病程比较长的则较为难治。应该用升麻鳖甲汤来治疗。（方略）

将升麻、当归、蜀椒、甘草、雄黄、鳖甲这六味药，用四升水，煎煮到还剩下一升的时候，一次服完，老人儿童分两次服用，汗出即可。（《肘后方》《备急千金要方》中记载治疗阳毒用升麻汤，没有鳖甲而有桂枝；治疗阴毒用甘草汤，没有雄黄。）

阴毒之为病，面目青，身痛如被杖[3]，咽喉痛。五日可治，七日不可治，升麻鳖甲汤去雄黄、蜀椒主之。（15）

阴毒的典型表现为面色、眼睛发青，身体疼痛像是受过杖刑一样，咽喉疼痛。病程较短的较易治疗，病程较长的则较为难治。应该用升麻鳖甲汤去雄黄、蜀椒来治疗。

疟病脉证并治第四
证二条　方六首

师曰：疟（nüè）脉自弦，弦数者多热，弦迟者多寒。弦小紧者下之瘥，弦迟者可温之，弦紧者可发汗、针灸也，浮大者可吐之，弦数者风发[4]也，以饮食消息止之[5]。（1）

老师说：疟病多为弦脉，弦而兼数的则发热重，弦而兼迟的则恶寒重。弦又稍微紧的用攻下的方法就可以痊愈，弦迟的可以用温热药治疗，弦紧的可以用发汗、针灸的方法来治疗，浮大的可以用催吐的方法来治疗，弦数的多是由外邪引发的发热所导致的，（除药物治疗外）应给予适当的饮食调理。

---

[1]锦文：文，通"纹"。锦纹，指丝织品上的彩色花纹。此处指患者面部的赤色斑纹。

[2]去汗：指去水、去油。

[3]被杖：古代有杖刑，即用荆条、竹板、棍棒等拷打臀、腿或背的一种刑罚。此处指身体疼痛，像受过杖刑一样。

[4]风发：风，泛指外邪。风发，指感受邪气而发热。

[5]以饮食消息止之：消息，指斟酌。以饮食消息止之意为给予适当的饮食调理。

病疟，以月一日[1]发，当以十五日愈[2]；设不瘥，当月尽解；如其不差，当如何？师曰：此结为癥瘕（zhēng jiǎ）[3]，名曰疟母[4]，急治之，宜鳖甲煎丸。（2）

鳖甲煎丸方 鳖甲十二分，炙 乌扇三分，烧 黄芩三分 柴胡六分 鼠妇三分，熬 干姜三分 大黄三分 芍药五分 桂枝三分 葶苈一分，熬 石韦三分，去毛 厚朴三分 牡丹五分，去心 瞿（qú）麦二分 紫葳（wēi）三分 半夏一分 人参一分 䗪（zhè）虫五分，熬 阿（ē）胶三分，炙 蜂巢四分，炙 赤硝十二分 蜣螂（qiāng láng）六分，熬 桃仁二分

上二十三味，为末，取煅灶下灰一斗，清酒一斛五斗，浸灰，候酒尽一半，着鳖甲于中，煮令泛烂如胶漆，绞取汁，内诸药，煎为丸，如梧子大，空心服七丸，日三服。《千金方》用鳖甲十二片，又有海藻三分，大戟（jǐ）一分，䗪虫五分，无鼠妇、赤硝二味，以鳖甲煎和诸药为丸。

疟病患者，假设在本月初一日发病，应当在十五那天痊愈；如果未能痊愈，也应在这个月内就能痊愈；如果还没痊愈，这是怎么回事呢？老师回答说：这说明疟疾日久不愈，与痰瘀结在胁下形成痞块，名叫疟母，应当及时治疗，可以考虑用鳖甲煎丸来治疗。（方略）

将鳖甲、乌扇、黄芩、柴胡、鼠妇、干姜、大黄、芍药、桂枝、葶苈、古韦、厚朴、牡丹、瞿麦、紫葳、半夏、人参、䗪虫、阿胶、蜂巢、赤硝、蜣螂、桃仁这二十三味药，研成粉末，取一斗煅灶下灰，一斛五斗清酒，用酒浸泡煅灶下灰，等到酒减少一半的时候，将鳖甲放入，煮至鳖甲泛烂质地像胶漆一样，绞取出药汁，再放入其他药物，混匀，做成如梧桐子大的药丸，空腹服七丸，每日三次。（《备急千金要方》中用鳖甲十二片，又有海藻三份，大戟一份，䗪虫五份，没有鼠妇和赤硝二味药，用鳖甲煎混合其他的药做成丸剂。）

---

[1] 以月一日：指本月初一日。

[2] 当以十五日愈：中国古代历法中五日为一候，三候即十五天为一节气，节气变更，人身之气亦变，若正气充足则有转愈之机。

[3] 癥瘕：癥，指腹中的痞块；瘕，指腹中时聚时散的痞块，此处主要指癥。

[4] 疟母：指伴有脾脏肿大的慢性疟疾。

师曰：阴气孤绝，阳气独发，则热而少气烦冤[1]，手足热而欲呕，名曰瘅（dān）疟[2]。若但热不寒者，邪气内藏于心，外舍分肉之间，令人消铄（shuò）脱肉。（3）

老师说：阴液不足，阳热亢盛，就会出现高热、短气、烦闷不舒、手足发热、想呕吐，这样的疟病叫作瘅疟。如果只有发热而没有恶寒，是因为邪热内伏在里，同时又外散于肌肉之间，因此使人肌肉消损。

温疟者，其脉如平[3]，身无寒但热，骨节疼烦，时呕，白虎加桂枝汤主之。（4）

白虎加桂枝汤方　知母六两　甘草二两，炙　石膏一斤　粳米二合　桂枝三两，去皮

上剉，每五钱，水一盏半，煎至八分，去滓，温服，汗出愈。

温疟患者，脉象和平时常见的疟脉一样（多为弦数脉），身体没有明显的恶寒，但发热明显，骨节疼痛剧烈，偶尔呕吐，应该用白虎加桂枝汤来治疗。（方略）

将知母、甘草、石膏、粳米、桂枝这五味药切开，每五钱药物加一杯半水，煎煮到八成开的样子，去掉药渣，温服，汗出则能痊愈。

疟多寒者，名曰牝（pìn）疟[4]，蜀漆散主之。（5）

蜀漆散方　蜀漆洗，去腥　云母烧二日夜　龙骨等分

上三味，杵为散，未发前以浆水服半钱。温疟加蜀漆半分，临发时服一钱匕一方云母作云实。

恶寒更加明显的疟病，称之为牝疟，应该用蜀漆散来治疗。（方略）

将蜀漆、云母、龙骨这三味药，捣成散剂，在疟病的恶寒发热没有发作之前，用浆水送服半钱。如果是温疟，加蜀漆半份，在恶寒发热即将发作的时候服一钱匕。（另一方中云母写作"云实"。）

---

[1]烦冤：指心中烦闷不舒。

[2]瘅疟：指一种邪热炽盛，但热不寒的疟病。

[3]其脉如平：指温疟病患者的脉象和平时常见的脉一样，多见弦数。

[4]牝疟：牝指雌性鸟兽，牝疟指以寒为主的疟病。《医方考》云："牝，阴也，无阳之名，故多寒名牝疟。"

附方 附《外台秘要》方

牡蛎汤：治牝疟。

牡蛎四两，熬　麻黄四两，去节　甘草二两　蜀漆三两

上四味，以水八升，先煮蜀漆、麻黄，去上沫，得六升，内诸药，煮取二升，温服一升。若吐，则勿更服。

柴胡去半夏加栝楼根汤：治疟病发渴者，亦治劳疟[1]。

柴胡八两　人参三两　黄芩三两　甘草三两　栝楼根四两　生姜二两　大枣十二枚

上七味，以水一斗二升，煮取六升，去滓，再煎取三升，温服一升，日二服。

柴胡桂姜汤：治疟寒多微有热，或但寒不热。服一剂如神。

柴胡半斤　桂枝三两，去皮　干姜二两　栝楼根四两　黄芩三两　牡蛎三两，熬　甘草二两，炙

上七味，以水一斗二升，煮取六升，去滓，再煎取三升，温服一升，日三服。初服微烦，复服汗出便愈。

中风历节病脉证并治第五
论一首　脉证三条　方十二首

夫风之为病，当半身不遂[2]，或但臂不遂[3]者，此为痹。脉微而数，中风使然。（1）

寸口脉浮而紧，紧则为寒，浮则为虚；寒虚相搏，邪在皮肤；浮者血虚，络脉空虚；贼邪不泻[4]，或左或右，邪气反缓，正气即急，正气引邪，喎（wāi）僻不遂[5]。

风病的典型症状应为半身不能随意转动，如果只是胳膊（代指局部肢体）不能随意转动，则属于痹证。脉象微而且数，这是感受风邪所导致的。

寸口的脉象浮而紧，脉紧提示有寒邪，脉浮提示正虚，正虚之人感受外邪，邪气留滞肌表。脉浮提示了络脉气血亏虚，邪气留而不去，邪气停留在左侧或右侧，受病邪侵袭的一侧表现为肌肉张力迟缓，而未受病邪侵袭的一侧反而表现为拘急，因此健侧牵引患侧，表现为口角歪向健侧，不能随意运动。

---

[1] 劳疟：指久治不愈导致气血虚弱的疟病。

[2] 半身不遂：即半侧身体不能随意转动。

[3] 但臂不遂：指仅见某一侧肢臂不能随意转动。

[4] 贼邪不泻：贼邪，虚邪贼风，泛指外邪。贼邪不泻，指邪气留而不去。

[5] 喎僻不遂：喎僻，口角偏斜。喎僻不遂，指口眼歪斜，不能随意运动。

邪在于络，肌肤不仁[1]；邪在于经，即重不胜[2]；邪入于腑，即不识人；邪入于脏，舌即难言，口吐涎（xián）。（2）

邪气留滞在络脉（病变较轻），表现为肌肤麻木不仁；邪气留滞在经脉（病变较重），表现为肢体沉重无力；邪气侵入六腑（病情更重），表现为神志障碍，不辨识人；邪气侵入五脏（病情危重），表现为（不辨识人的同时又出现）言语困难，口吐涎沫。

寸口脉迟而缓，迟则为寒，缓则为虚，营缓则为亡血[3]，卫缓则为中风。邪气中经，则身痒而瘾（yǐn）疹[4]；心气不足[5]，邪气入中，则胸满而短气。（3）

寸口脉象迟缓，脉迟提示有外感寒邪，脉缓提示正气不足。沉而缓提示营气不足，多有血虚；浮而缓提示卫气不足，易受风邪侵袭。外感寒邪侵袭肌表，就会出现身痒而患风疹病证；胸中正气不足，外邪内传入里，则会出现胸满短气。

侯氏黑散：治大风[6]，四肢烦重[7]，心中恶寒不足者。《外台》治风癫（diān）。

菊花四十分　白术十分　细辛三分　茯苓三分　牡蛎三分　桔梗八分　防风十分　人参三分　矾（fán）石三分　黄芩五分　当归三分　干姜三分　川芎（xiōng）三分　桂枝三分

上十四味，杵为散，酒服方寸匕，日一服，初服二十日，温酒调服，禁一切鱼肉大蒜，常宜冷食，六十日止，即药积在腹中不下也。热食即下矣，冷食自能助药力。

风引[8]汤：除热瘫痫[9]。

大黄　干姜　龙骨各四两　桂枝三两　甘草　牡蛎各二两　寒水石　滑石　赤石脂　白石脂　紫石英　石膏各六两

---

[1] 不仁：搔抓肌肤没有感觉。

[2] 即重不胜：指身重似乎不能承受。

[3] 亡血：此处指血虚。

[4] 瘾疹：即风疹，表现为皮肤上出现大小不等的团块，起伏不定。

[5] 心气不足：指胸中正气不足。

[6] 大风：古代证候名。风邪直中脏腑，传变迅速，故称之为大风。

[7] 烦重：烦，甚也。烦重，指身体极其沉重。

[8] 风引：俗称抽风、抽搐，即风痫瘛引。

[9] 瘫痫：瘫，即风瘫半身不遂；痫，即癫痫。

上十二味，杵，粗筛，以韦囊[1]盛之，取三指撮，井花水[2]三升，煮三沸，温服一升。治大人风引，少小惊痫瘛疭（chì zòng）[3]，日数十发，医所不疗，除热方。巢氏云：脚气宜风引汤。

防己地黄汤：治病如狂状，妄行[4]，独语不休[5]，无寒热，其脉浮。

防己一分　桂枝三分　防风三分　甘草二分

上四味，以酒一杯，浸之一宿，绞取汁，生地黄二斤，吹咀，蒸之如斗米饭久，以铜器盛其汁，更绞地黄汁，和，分再服。

头风[6]**摩**[7]**散方**：大附子一枚，炮　盐等分

上二味为散，沐了[8]，以方寸匕，已摩疾上，令药力行。

寸口脉沉而弱，沉即主骨，弱即主筋，沉即为肾，弱即为肝。汗出入水中，如水伤心[9]。历节黄汗[10]出，故曰历节[11]。（4）

寸口脉象沉而弱，脉沉提示骨病，脉弱提示筋病，脉沉提示肾亏（肾主骨），脉弱提示肝虚（肝主筋）。又因汗出之时浸沾凉水，水湿伤及血脉，疼痛遍历全身关节，并且关节部位溢出像汗一样的黄水，因此称之为历节病。

跌（fū）阳脉[12]浮而滑，滑则谷气实，浮则汗自出。（5）

脚面的跌阳脉脉象浮而滑，脉滑提示胃气盛，脉浮则出现汗出（里热外越，腠理开泄）。

---

[1] 韦囊：韦，柔皮也。指皮革制成的药袋。

[2] 井花水：指清晨首次汲取的井水。

[3] 惊痫瘛疭：惊痫，指惊风或癫痫之疾。瘛指筋脉拘急，疭为筋脉弛缓，瘛疭即动风抽搐。

[4] 妄行：指行为反常。

[5] 独语不休：指独自一人不停地胡言乱语。

[6] 头风：指发作性头痛、头眩或头重。

[7] 摩：一说外敷涂搽，一说涂上药后按摩。

[8] 沐了：指洗头之后。

[9] 如水伤心：心主血脉，如水伤心指水湿伤及血脉。

[10] 黄汗：指关节痛处溢出的汗样黄水。

[11] 历节：一种多发性关节痛，类似于西医学的风湿痛、关节炎一类疾病。

[12] 跌阳脉：指胃脉，在足背上5寸骨间动脉处，即足阳明经的冲阳穴。

少阴脉[1]浮而弱，弱则血不足，浮则为风，风血相搏，即疼痛如掣。（6）

少阴脉脉象浮而弱，脉弱提示阴血亏虚，脉浮提示外感风邪，血虚之人感受风邪，则表现为关节犹如牵掣般的疼痛。

盛人[2]脉涩小，短气，自汗出，历节疼，不可屈伸，此皆饮酒汗出当风所致。（7）

身体虚胖的人脉象涩小，并且有气短、自汗、关节疼痛、不能屈伸，这都是饮酒过度，汗出又感受风邪所导致的。

诸肢节疼痛，身体尪赢（wāng léi）[3]，脚肿如脱[4]，头眩短气，温（yùn）温[5]欲吐，桂枝芍药知母汤主之。（8）

患者肢体多个关节疼痛，身体瘦弱，小腿肿胀麻木，像是与身体分离了一样，头目眩晕，气短，心中郁郁不舒，常感觉想要呕吐，应该用桂枝芍药知母汤。（方略）

桂枝芍药知母汤方　桂枝四两　芍药三两　甘草二两　麻黄二两　生姜五两　白术五两　知母四两　防风四两　附子二枚，炮

上九味，以水七升，煮取二升，温服七合，日三服。

将桂枝、芍药、甘草、麻黄、生姜、白术、知母、防风、附子这九味药，用七升水，煎煮到还剩下二升的时候，温服七合，每日三次。

味酸则伤筋，筋伤则缓，名曰泄。咸则伤骨，骨伤则痿，名曰枯。枯泄相搏，名曰断泄[6]。荣气不通，卫不独行，荣卫俱微，三焦无所御[7]，四属断绝[8]，

过食酸味则会伤筋，筋伤肢体则会弛缓不用，无法随意运动，称之为"泄"。过食咸味则会伤骨，骨伤则会痿软无力，无法行立，称之为"枯"。（此处是五脏对应五味及五体的关系，酸味对应肝，肝在体为筋，过食酸味会损伤筋；咸

---

[1] 少阴脉：包括手少阴神门脉和足少阴太溪脉，分别位于掌后锐骨端陷中和足内踝后5分陷中。仲景提少阴脉，普遍认为当为足少阴太溪脉，候肾气。

[2] 盛人：指身体肥胖，实则虚弱的人。

[3] 尪赢：指身体瘦弱。

[4] 脚肿如脱：指两小腿肿胀麻木，像与身体脱离一样。

[5] 温温：指心中郁郁不舒。

[6] 枯泄相搏，名曰断泄：指肝肾俱伤，精竭血虚。

[7] 御：统领、统治。

[8] 四属断绝：四属，指皮、肉、脂、髓；断绝，不相连属。此处指皮、肉、脂、髓得不到气血的滋养。

31

身体羸瘦，独足肿大，黄汗出，胫冷。假令发热，便为历节也。（9）

味对应肾，肾在体为骨，过食咸会损伤骨。）筋骨皆伤，则称之为"断泄"。荣气不能通畅运行，不能濡养筋骨，卫气运行失职，不能温煦肢体，荣卫俱虚，三焦的功能失常，全身失其营养，身体日渐消瘦，只有足部肿大。如果全身出黄汗，关节部位不热，则为黄汗病。如果只有关节部位流黄汗，并且发热，则属于历节病。

病历节不可屈伸，疼痛，乌头汤主之。（10）

历节病患者，关节屈伸困难，疼痛剧烈，应该用乌头汤主治。

乌头汤方　治脚气[1]疼痛，不可屈伸。

乌头汤方可以用来治疗脚气病疼痛剧烈、屈伸困难的患者。（方略）

麻黄　芍药　黄芪各三两　甘草二两，炙　川乌五枚，㕮咀，以蜜二升，煎取一升，即出乌头

将麻黄、芍药、黄芪、甘草、川乌这五味药，将除乌头外的四味药切碎，用三升水，煎煮到还剩下一升的时候，去掉药渣，放入已经用乌头煎煮好的蜜煎中，继续煎煮，服用七合。如果服药后起效不明显，可以把剩下的汤药全部服下。

上五味，㕮咀四味，以水三升，煮取一升，去滓，内蜜煎中，更煎之，服七合。不知，尽服之。

矾石汤　治脚气冲心[2]。

矾石汤可以用来治疗脚气冲心患者。（方略）

矾石二两

将矾石一味药，用浆水一斗五升，煎煮到沸腾三五次，用于泡脚效果尚佳。

上一味，以浆水一斗五升，煎三五沸，浸脚良。

附方

《古今录验》续命汤：治中风痱（fèi）[3]，身体不能自收持，口不能言，冒昧不知痛处，或拘急不得转侧。姚云：与大续命同，并治妇人产后去血者，及老人小儿。

---

[1]脚气：指以腿、脚肿胀疼痛或麻木不仁、软弱无力为主症的病证。

[2]脚气冲心：指兼有心悸、气喘、呕吐等症的脚气病。

[3]中风痱：指身体不能自如活动且不知痛痒的病证。

麻黄　桂枝　当归　人参　石膏　干姜　甘草各三两　川芎一两　杏仁四十枚

上九味，以水一斗，煮取四升，温服一升，当小汗，薄覆脊[1]，凭几坐，汗出则愈，不汗更服。无所禁，勿当风。并治但伏不得卧，咳逆上气，面目浮肿。

《千金》三黄汤：治中风手足拘急，百节疼痛，烦热心乱，恶寒，经日不欲饮食。

麻黄五分　独活四分　细辛二分　黄芪三分　黄芩三分

上五味，以水六升，煮取二升，分温三服，一服小汗，二服大汗。心热[2]加大黄二分，腹满加枳实一枚，气逆加人参三分，悸加牡蛎三分，渴加栝楼根三分，先有寒加附子一枚。

《近效方》术附子汤：治风虚[3]头重眩，苦极，不知食味，暖肌补中，益精气。

白术二两　附子一枚半，炮，去皮　甘草一两，炙

上三味，剉，每五钱匕，姜五片，枣一枚，水盏半，煎七分，去滓，温服。

崔氏八味丸：治脚气上入，少腹不仁。

干地黄八两　山茱萸　薯蓣[4]各四两　泽泻　茯苓　牡丹皮各三两　桂枝　附子炮，各一两

上八味，末之，炼蜜和丸梧子大，酒下十五丸，日再服。

《千金方》越婢加术汤：治肉极[5]，热则身体津脱，腠理开，汗大泄，厉风气，下焦脚弱。

麻黄六两　石膏半斤　生姜三两　甘草二两　白术四两　大枣十五枚

上六味，以水六升，先煮麻黄，去上沫，内诸药，煮取三升，分温三服。恶风加附子一枚，炮。

---

[1]薄覆脊：用薄衣、薄被覆盖脊背。

[2]心热：此处指胃肠的实热。

[3]风虚：指阳虚恶风。

[4]薯蓣：即山药。

[5]肉极：指身体消瘦、乏力的病证。

血痹虚劳病脉证并治第六

论一首　脉证九条　方九首

问曰：血痹[1]病从何得之？师曰：夫尊荣人[2]骨弱[3]肌肤盛[4]，重[5]因疲劳汗出，卧不时动摇[6]，加被微风，遂得之。但以脉自微涩[7]，在寸口、关上小紧[8]，宜针引阳气，令脉和紧去则愈。（1）

提问：血痹病是怎样患病的？老师回答说：那些好逸恶劳、养尊处优的人，外表上看起来肌肤丰腴，实则肾亏骨弱，如果再因稍微劳动就汗出，睡卧时辗转不定，加上感受风寒，就会得血痹病。如果仅仅是脉象稍涩，在寸脉、关脉稍紧，只需要用针刺疗法通行阳气，使气血运行通畅，脉象平和，紧象消失，就会痊愈。

血痹阴阳俱微[9]，寸口、关上微，尺中小紧，外证身体不仁[10]，如风痹[11]状，黄芪桂枝五物汤主之。（2）

黄芪桂枝五物汤方　黄芪三两　芍药三两　桂枝三两　生姜六两　大枣十二枚

上五味，以水六升，煮取二升，温服七合，日三服。一方有人参。

血痹病患者，（因营卫气血俱虚）寸、关部浮取、沉取脉象皆微，寸脉和关脉脉象微弱，尺脉脉象稍紧，在外表现为肌肤知觉迟钝、麻木、不觉痛痒，犹如风痹病的表现，应该用黄芪桂枝五物汤来治疗。（方略）

将黄芪、芍药、桂枝、生姜、大枣这五味药，用六升水，煎煮到还剩下二升的时候，温服七合，每日三次。

---

[1]血痹：指气血不足，感受外邪所引起的以肢体局部麻木为主症的疾病。

[2]尊荣人：指好逸恶劳、养尊处优的人。

[3]骨弱：肾主骨，骨弱在此可理解为肾的虚损。

[4]肌肤盛：即肌肤丰盈。《广韵·四十五劲》："盛，多也。"

[5]重：又、再。《广雅·释言》："重，再也。"

[6]卧不时动摇：指卧后难以入眠或睡眠不深，表现出不时辗转动摇的现象。

[7]微涩：《伤寒论》平脉法篇："寸口脉微而涩，微者卫气不行，涩者荣血不足。"

[8]小紧：《脉经》卷一第十三："脉细小紧急病速进。"

[9]阴阳俱微：一说寸关部浮取、沉取脉象皆微，一说营卫气血俱虚。

[10]身体不仁：尤怡注："不仁者，肌肤顽痹，痛痒不觉。"身体不仁，即肌肤知觉迟钝、麻木，不觉痛痒。

[11]风痹：指肢节疼痛，游走不定的一种痹证。《灵枢·寿天刚柔》："病在阳者名曰风，病在阴者名曰痹，阴阳俱病名曰风痹。"

夫男子平人[1]，脉大为劳[2]，极虚亦为劳。（3）

男子从外表上看不出明显的症状，但脉象浮大无力或极虚者，都是患有虚劳病。（本篇多次提到男子，并非虚劳仅发生于男子，而是房劳伤肾的代称。）

男子面色薄[3]者，主渴及亡血，卒喘悸[4]，脉浮者，里虚也。（4）

男子面色淡白无华，且有口渴症状，提示血虚，稍一活动就感到气喘心悸，脉象浮而无力的患者，是有在内的虚损。

男子脉虚沉弦[5]，无寒热，短气里急[6]，小便不利，面色白，时目瞑[7]，兼衄（nù），少腹满，此为劳使之然。（5）

男子的脉象沉取虚软并带弦而无力之象，无恶寒发热（表证症状），呼吸短促，腹部拘急作痛，小便不通畅，面色苍白，常常感到两眼昏花、视物不清，并有鼻出血、小腹胀满，这都是虚劳病引起的症状。

劳之为病，其脉浮大，手足烦[8]，春夏剧，秋冬瘥，阴寒[9]精自出，酸削（xuē）[10]不能行。（6）

虚劳病的典型表现是脉象浮大无力，手足心烦热，春夏季节病情加重，秋冬季节病情减轻，前阴寒冷，并有滑精，双腿酸软，行走困难。

男子脉浮弱而涩，为无子，精气清冷一作泠。（7）

男子脉象浮弱而涩（真阳不足则脉浮弱，精血不足则脉涩，阴阳俱虚），精液清稀冰凉（另一版本写作“泠”），不能授胎，故无法生育。

---

[1]平人：指从外表上看好像无病，实则脏腑气血已经亏虚而能在脉象上显示出来的患者。即《难经》中“脉病形不病”者。

[2]劳：指劳病，此篇为虚劳。朱骏声曰：“今俗谓血弱病曰‘痨’，实当作‘劳’，凡劳于力气，劳于酒色皆是。”

[3]面色薄：即面不丰腴，色无润泽，指面色淡白无华。

[4]卒喘悸：卒，遽（jù）也。卒喘悸，即稍一活动就感觉气喘心悸。

[5]脉虚沉弦：指沉取虚软并带弦而无力的脉象。

[6]里急：指腹中拘急作痛。

[7]目瞑：指目眩，两眼昏花。

[8]手足烦：指手足心烦热。

[9]阴寒：阴，指前阴。阴寒，指患者自觉前阴寒冷。

[10]酸削：一说双腿酸软；一说两腿酸痛消瘦。

夫失精家[1]，少腹弦急，阴头寒，目眩一作目眶痛，发落，脉极虚芤迟，为清谷、亡血、失精。脉得诸芤动微紧，男子失精，女子梦交[2]，桂枝加龙骨牡蛎汤主之。（8）

桂枝加龙骨牡蛎汤方 《小品》云：虚弱浮热汗出者，除桂，加白薇、附子各三分，故曰二加龙骨汤　桂枝　芍药　生姜各三两　甘草二两　大枣十二枚　龙骨　牡蛎各三两

上七味，以水七升，煮取三升，分温三服。

天雄散方　天雄三两，炮　白术八两　桂枝六两　龙骨三两

上四味，杵为散，酒服半钱匕，日三服，不知，稍增之。

男子平人，脉虚弱细微者，喜盗汗也。（9）

人年五六十，其病脉大者，痹夹背行[3]，若肠鸣，马刀、侠瘿（yǐng）者[4]，皆为劳得之。（10）

经常梦中遗精的人，小腹拘急疼痛，阴茎头部寒冷，视物昏花（另一版本写作"目眶痛"），头发脱落，脉象很虚或有芤迟之象，与完谷不化、大失血、精液耗损相关（表示脾肾亏虚）。当出现芤动或微紧的脉象（阳不能敛，阴不能守），男子多患梦遗，女子多患梦交，应该用桂枝加龙骨牡蛎汤治疗。（方略）

将桂枝、芍药、生姜、甘草、大枣、龙骨、牡蛎这七味药，用七升水，煎煮到还剩下三升的时候，分三次温服。

将天雄三两、白术、桂枝、龙骨这四味药，捣为散剂，每次用酒送服半钱匕，每日三次，服药后若起效不明显，可稍微增大药量。

男子外表看上去正常，脉象却虚弱细微的，（形不病而脉病，为阴阳气血皆虚，是阳虚不固，阴虚不守，故）经常会出现盗汗。

五六十岁的人，脉象虚大，脊背两侧有麻木之感，如果出现腹中肠鸣，腋下及颈旁有结核状肿胀等的，大多是由虚劳引起的。

---

[1]失精家：指素有遗精的人。

[2]梦交：夜梦性交。

[3]痹夹背行：指脊柱两旁有麻木的感觉。

[4]马刀、侠瘿：结核生于腋下，形如马刀的名为"马刀"；生于颈旁，如贯珠的名为"侠瘿"。

脉沉小迟，名脱气^[1]，其人疾行则喘喝^[2]，手足逆寒，腹满，甚则溏（táng）泄^[3]，食不消化也。（11）

脉象沉且稍有迟象（表示脾肾阳虚），这种病证称为"脱气"，得了这种病证的患者稍微剧烈活动就会气喘吁吁，手足冰冷，腹中胀满，严重的还会出现腹泻、完谷不化。

脉弦而大，弦则为减，大则为芤，减则为寒，芤则为虚，虚寒相搏，此名为革。妇人则半产^[4]漏下^[5]，男子则亡血失精。（12）

脉象弦而大，弦脉重按减弱，大脉按之中空如芤脉，重按减弱的弦脉提示寒证，大而中空的芤脉提示虚证，弦脉芤脉之象并见，称为革脉。妇人见革脉多有小产、漏下，男子见革脉多有亡血或遗精。

虚劳里急，悸，衄，腹中痛，梦失精，四肢酸疼，手足烦热，咽干口燥，小建中汤主之。（13）

虚劳病患者，腹中拘急疼痛，心悸，鼻出血，梦中遗精，四肢酸痛，手足心发热，咽干口燥（往往是阴损及阳，阳损及阴，导致阴阳两虚，故症状寒热错杂），应该用小建中汤来治疗。（方略）

小建中汤方　桂枝三两，去皮　甘草三两，炙　大枣十二枚　芍药六两　生姜二两　胶饴一升

上六味，以水七升，煮取三升，去滓，内胶饴，更上微火消解，温服一升，日三服。呕家不可用建中汤，以甜故也。《千金》疗男女因积冷气滞，或大病后不复常，苦四肢沉重，骨肉酸疼，吸吸少气，行动喘乏，胸满气急，腰背强痛，心中虚悸，咽干唇燥，面体少色，或饮食无味，胁（xié）肋腹胀，头重不举，多卧少起，甚者积年，轻者百日，渐致瘦弱，五脏气竭，则难可复常，六脉俱不足，虚寒之气，少腹拘急，羸瘠百病，名曰黄芪建中汤，又有人参二两。

将桂枝、甘草、大枣、芍药、生姜、胶饴这六味药，用七升水，煎煮到还剩下三升的时候，去掉药渣，加入胶饴，再放小火上使之溶解，温服一升，每日三次。（呕吐患者不可服用小建中汤，因为药味过甜会加重呕吐。《备急千金要方》中治疗男女由于久积冷气，气滞不行，或重病之后没有完全恢复，有四肢沉重，身体酸疼，短气，行动后气喘乏力，胸满，呼吸急促，腰背僵硬疼痛，惊慌心虚，口唇干燥，身体面色苍白，或者食欲减退，胁腹胀满，头沉不易抬起，常欲静卧，懒动，严重者持续多年，轻者数月，逐渐削瘦，五脏精气虚衰者，就难以恢复健康了，气血津液都有虚损，怕冷少气，小腹拘急不舒，瘦弱及各种疾病的方药，称为黄芪建中汤，又加入人参二两。）

[1]脱气：指阳气虚弱的病机。

[2]喘喝：即气喘有声。

[3]溏泄：腹泻。

[4]半产：指胎儿基本成形而流产的情况，俗称小产。

[5]漏下：指非经期而阴道出血，淋漓不断。

虚劳里急，诸不足，黄芪建中汤主之。于小建中汤内加黄芪一两半，余依上法。气短胸满者加生姜；腹满者去枣，加茯苓一两半；及疗肺虚损不足，补气加半夏三两。（14）

虚劳病患者，腹中拘急疼痛、气血阴阳都不足，应该用黄芪建中汤来治疗。（在小建中汤中加入黄芪一两半，其余煎服方法参照上一条。如果有气短、胸中胀闷症状的患者，加生姜；腹部胀满者，去大枣，加茯苓一两半；又可以治疗肺气虚损，补肺气者加半夏三两。）

虚劳腰痛，少腹拘急，小便不利者，八味肾气丸主之方见脚气中。（15）

虚劳病患者，腰痛，小腹拘急不适，小便不通畅（为肾气亏虚），应该用八味肾气丸来治疗（八味肾气丸方见于中风历节病篇的附方，治疗脚气上入的内容中）。

虚劳诸不足，风气[1]百疾，薯蓣丸主之。（16）

虚劳病患者，气血阴阳都不足，易感受外邪而引发各种疾病，应该用薯蓣丸来治疗。（方略）

薯蓣丸方 薯蓣三十分 当归 桂枝 曲 干地黄 豆黄卷各十分 甘草二十八分 川芎 麦门冬 芍药 白术 杏仁各六分 人参七分 柴胡 桔梗 茯苓各五分 阿胶七分 干姜三分 白蔹（liǎn）二分 防风六分 大枣百枚，为膏

上二十一味，末之，炼蜜和丸，如弹子大，空腹酒服一丸，一百丸为剂。

将薯蓣、当归、桂枝、曲、干地黄、豆黄卷、甘草、川芎、麦门冬、芍药、白术、杏仁、人参、柴胡、桔梗、茯苓、阿胶、干姜、白蔹、防风、大枣这二十一味药，打成粉末，炼蜜做成如弹子大的蜜丸，空腹用酒送服一丸，一百丸为一个疗程。

虚劳虚烦不得眠，酸枣仁汤主之。（17）

虚劳病患者，（因肝之阴血亏虚，血不养心，导致）烦躁不安，难以入睡，应该用酸枣仁汤来治疗。（方略）

酸枣仁汤方 酸枣仁二升 甘草一两 知母二两 茯苓二两 川芎二两《深师》有生姜二两

上五味，以水八升，煮酸枣仁，得六升，内诸药，煮取三升，分温三服。

将酸枣仁、甘草、知母、茯苓、川芎这五味药，用八升水，先煮酸枣仁，煎煮到还剩下六升的时候，再加入其他药物，煎煮到还剩下三升的时候，分三次温服。

---

[1]风气：泛指外邪。

五劳虚极羸瘦，腹满不能饮食，食伤、忧伤、饮伤、房室伤、饥伤、劳伤、经络营卫气伤，内有干血[1]，肌肤甲错[2]，两目黯黑。缓中补虚，大黄䗪虫丸主之。（18）

大黄䗪虫丸方　大黄十分，蒸　黄芩二两　甘草三两　桃仁一升　杏仁一升　芍药四两　干地黄十两　干漆一两　虻（méng）虫一升　水蛭（zhì）百枚　蛴螬（qí cáo）一升　䗪虫半升

上十二味，末之，炼蜜和丸小豆大，酒饮服五丸，日三服。

由于五劳而致身体极度虚弱消瘦，腹中胀满，饮食难入，这是由于饮食不节制、忧伤过度、饮酒过度、房事过度、饥饿太久、劳累过度、损伤了经络与营卫之气，体内有瘀血停留日久，皮肤粗糙如鱼鳞，两眼眶周围呈深黑色。宜在破血逐瘀药物中配伍少量补益气血之剂，用丸剂的方式缓缓祛除瘀血，应该用大黄䗪虫丸来治疗。（方略）

附方

《千金翼》炙甘草汤一云复脉汤：治虚劳不足，汗出而闷，脉结悸，行动如常，不出百日，危急者十一日死。

甘草四两，炙　桂枝　生姜各三两　麦门冬半升　麻仁半升　人参　阿胶各二两　大枣三十枚　生地黄一升

上九味，以酒七升，水八升，先煮八味，取三升，去滓，内胶消尽，温服一升，日三服。

《肘后》獭（tǎ）肝散：治冷劳，又主鬼疰（zhù）一门相染[3]。

獭肝一具

炙干末之，水服方寸匕，日三服。

----

[1] 干血：指瘀血日久，多是因虚致瘀。

[2] 肌肤甲错：皮肤粗糙如鱼鳞状。

[3] 鬼疰一门相染：传染性疾病，病邪交相染易，一人病死，一人复得，似鬼神作祟。

肺痿肺痈咳嗽上气病脉证治第七

论三首　脉证四条　方十六首

问曰：热在上焦者，因咳为肺痿。肺痿之病，何从得之？师曰：或从汗出，或从呕吐，或从消渴[1]，小便利数，或从便难，又被快药[2]下利，重亡津液[3]，故得之。曰：寸口脉数，其人咳，口中反有浊唾涎沫[4]者何？师曰：为肺痿之病。若口中辟辟[5]燥，咳即胸中隐隐痛，脉反滑数，此为肺痈，咳唾脓血。脉数虚者为肺痿，数实者为肺痈。（1）

问曰：病咳逆，脉之何以知此为肺痈？当有[6]脓血，吐之则死，其脉何类？师曰：寸口脉微[7]而数，微则为风，数则为热；微则汗出，数则恶寒。风中于卫，呼气不入；热过[8]于荣，吸而不出。风伤皮毛，热伤血脉。风舍[9]于肺，

提问：热在上焦胸肺，引起咳嗽而成为肺痿。肺痿是怎么患病的？老师回答说：有的是因为汗出过多所致，有的是因为呕吐频作所致，有的是因为口渴严重且小便频多所致，有的是因为大便不通，又误用苦寒攻下的药物引起腹泻所致，这些情况都令津液大量亡失，从而患上肺痿。提问：寸口脉有数象，患者有咳嗽，口中却有很多黏稠的口水，是什么病呢？老师回答说：这是肺痿。如果口中非常干燥，咳嗽的时候会引发胸中隐隐作痛，脉象反而是滑数的，是肺痈，会有咳吐脓血的症状。脉象数而重按无力的是肺痿，数而重按有力的是肺痈。

提问：症状有咳嗽气逆，诊脉时如何判断是肺痈？如果有吐脓血的症状是很危重的，这时的脉象是怎样的？老师回答说：寸口脉浮而数，脉浮提示有外邪，脉数提示有热邪存在；脉浮就会出汗，脉数就会怕冷。风邪侵袭卫表，导致呼气困难；热邪侵袭营血，导致吸气困难；风邪损伤皮毛，热邪损伤血脉。风邪留于肺脏，患者就会咳嗽、口干、气喘、胸满、咽喉干燥

---

[1] 消渴：一指热病过程中出现的口渴不已，饮不解渴的症状；二指以多食、多饮、多尿和形体消瘦为特点的病证，类似西医学的糖尿病。

[2] 快药：指大黄一类的苦寒攻下药。

[3] 重亡津液：指津液耗伤。

[4] 浊唾涎沫：浊唾指稠痰，涎沫指稀痰。

[5] 辟辟：形容口中干燥的感觉。

[6] 当有："当"同"倘"，即如有。

[7] 微：作"浮"字解。

[8] 过：作"至"或"入"解。

[9] 舍：作"留"解。

其人则咳，口干喘满，咽燥不渴，多唾浊沫[1]，时时振寒。热之所过，血为之凝滞，蓄结痈脓，吐如米粥。始萌[2]可救，脓成则死。（2）

却不渴，经常咳吐稠痰或泡沫痰、寒战。热邪所侵袭的地方，血会因热而凝结，积蓄结聚而成痈脓，咳吐之物状如米粥。疾病初期尚有机会救治，如待脓成则预后较差。

上气[3]面浮肿，肩息[4]，其脉浮大，不治，又加利[5]尤甚。（3）

患者咳嗽气逆，面部浮肿，抬肩呼吸，脉象浮大，较为难治。如果还有腹泻的症状（气喘为阳气上脱，腹泻为阴液下脱，阴阳将要离绝），就更加难治。

上气喘而躁者，属肺胀，欲作风水，发汗则愈。（4）

咳嗽气逆，气喘（太过严重）而烦躁者，属于肺胀，有可能会发展成为风水病证，用发汗的方法即可治愈。

肺痿吐涎沫而不咳者，其人不渴，必遗尿，小便数，所以然者，以上虚不能制下故也。此为肺中冷[6]，必眩[7]，多涎唾，甘草干姜汤以温之。若服汤已渴者，属消渴。（5）

肺痿患者，频繁吐唾沫却不咳，口不渴，一定会有遗尿、小便频的症状，之所以会出现这样的症状，是因为上焦虚弱无法约束下焦。这是肺脏虚寒，一定会有头晕，经常吐清稀口水的症状，应该用甘草干姜汤来温煦肺脏。如果服甘草干姜汤后出现口渴者，便不属于肺痿而属于消渴病。（方略）

甘草干姜汤方　甘草四两，炙　干姜二两，炮

将甘草、干姜将这二味药切碎，用三升水，煎煮到还剩下一升五合的时候，去掉药渣，分两次温服。

上㕮咀，以水三升，煮取一升五合，去滓，分温再服。

---

[1] 浊沫：即上文中的浊唾涎沫。

[2] 始萌：指病的开始阶段。

[3] 上气：指气逆不降。

[4] 肩息：气喘而抬肩呼吸，为呼吸极度困难的表现。

[5] 加利：兼见下利。

[6] 肺中冷：肺气虚寒。

[7] 眩：眩晕。

咳而上气，喉中水鸡声[1]，射干麻黄汤主之。(6)

射干麻黄汤方 射干十三枚，一法三两　麻黄四两　生姜四两　细辛三两　紫菀（wǎn）三两　款冬花三两　五味子半升　大枣七枚　半夏大者八枚，洗，一法半升

上九味，以水一斗二升，先煮麻黄两沸，去上沫，内诸药，煮取三升，分温三服。

患者咳嗽气逆，喉中痰鸣音不断，如田鸡叫声（这是寒饮郁肺，痰阻气道导致的），应该用射干麻黄汤来治疗。(方略)

将射干、麻黄、生姜、细辛、紫菀、款冬花、五味子、大枣、半夏这九味药，用一斗二升水，先煮麻黄，煮到水沸腾两次之后，去除浮沫，加入其他药物，煎煮到还剩下三升的时候，分三次温服。

咳逆上气，时时吐浊[2]，但坐不得眠，皂荚丸主之。(7)

皂荚丸方 皂荚八两，刮去皮，酥炙

上一味，末之，蜜丸梧子大，以枣膏和汤取三丸，日三夜一服。

咳嗽气逆，时常吐出浓稠痰液，这是由于痰浊壅肺，只可坐立（平卧则气喘加剧），难以入眠的患者，应该用皂荚丸来治疗。(方略)

将皂荚这一味药，打成粉末，用蜜做成梧桐子大小的丸药，用枣膏和成汤送服三丸，白天服三次，晚上服一次。

咳而脉浮者，厚朴麻黄汤主之。(8)

厚朴麻黄汤方 厚朴五两　麻黄四两　石膏如鸡子大　杏仁半升　半夏半升　干姜二两　细辛二两　小麦一升　五味子半升

上九味，以水一斗二升，先煮小麦熟，去滓，内诸药，煮取三升，温服一升，日三服。

咳嗽而脉象浮的患者（脉浮主表，又主病邪在上），应该用厚朴麻黄汤来治疗。(方略)

将厚朴、麻黄、石膏、杏仁、半夏、干姜、细辛、小麦、五味子这九味药，用一斗二升水，先煮小麦至熟，去掉药渣，再加入其他药物，煎煮到还剩下三升的时候，温服一升，每日三次。

咳而脉沉者，泽漆汤主之。(9)

咳嗽而脉象沉的患者（脉沉主里，又主水

---

[1]水鸡声：水鸡指田鸡，俗称蛙。形容喉中痰鸣音不断，好似田鸡的叫声。

[2]吐浊：吐出浊痰。

泽漆汤方 半夏半升 紫参五两，作
紫菀 泽漆三斤，以东流水五斗，煮取一斗
五升 生姜五两 白前五两 甘草 黄
芩 人参 桂枝各三两

上九味，㕮咀，内泽漆汁中，煮取五
升，温服五合，至夜尽。

饮)，应该用泽漆汤来治疗。(方略)

将半夏、紫参、泽漆、生姜、白前、甘草、
黄芩、人参、桂枝这九味药切碎，放入煎煮好
的泽漆汁中，煎煮到还剩下五升的时候，温服
五合，到晚上将药服完。

火逆上气，咽喉不利[1]，止逆下气
者，麦门冬汤主之。(10)

麦门冬汤方 麦门冬七升 半夏一
升 人参三两 甘草二两 粳米三合 大
枣十二枚

上六味，以水一斗二升，煮取六升，
温服一升，日三夜一服。

虚火上炎导致咳嗽气逆，咽喉干燥不适，
可遏止气机上逆的方剂(养阴清热)，应该用麦
门冬汤。(方略)

将麦门冬、半夏、人参、甘草、粳米、大
枣这六味药，用一斗二升水，煎煮到还剩下六
升的时候，温服一升，白天服三次，晚上服
一次。

肺痈，喘不得卧，葶苈大枣泻肺汤主
之。(11)

葶苈大枣泻肺汤方 葶苈捣丸如弹子
大，熬令黄色 大枣十二枚

上先以水三升，煮枣取二升，去枣，
内葶苈，煮取一升，顿服。

肺痈患者，咳喘不能平卧，应该用葶苈大
枣泻肺汤来治疗。(方略)

将葶苈熬成黄色，捣成像弹子大小的丸药，
先用三升水，煎煮枣到剩下二升的时候，去掉
枣，再加入葶苈，煎煮到还剩下一升的时候，
一次服尽。

咳而胸满，振寒脉数，咽干不渴，时
出浊唾腥臭，久久吐脓如米粥者，为肺
痈，桔梗汤主之。(12)

桔梗汤方亦治血痹 桔梗一两 甘草二两
上二味，以水三升，煮取一升，分温
再服，则吐脓血也。

(风热郁肺则)咳嗽胸满，(正邪交争则)寒
战，脉数，(邪热蒸腾营血则)咽喉干燥却不想
喝水，(热腐血肉则会)时常吐出腥臭的稠痰，
迁延日久则会吐出状如米粥的脓液，这样的患者
得的是肺痈，应该用桔梗汤来治疗。(方略)

将桔梗、甘草这二味药，用三升水，煎煮
到还剩下一升的时候，分两次温服，服药后会
吐出脓血(这是正常的服药反应)。

---

[1] 咽喉不利：指咽喉处感觉干燥不利，咯痰不爽。

咳而上气，此为肺胀，其人喘，目如脱状[1]，脉浮大者，越婢加半夏汤主之。（13）

越婢加半夏汤方 麻黄六两 石膏半斤 生姜三两 大枣十五枚 甘草二两 半夏半升

上六味，以水六升，先煮麻黄，去上沫，内诸药，煮取三升，分温三服。

咳嗽气逆，为肺胀，患者有气喘、眼睛胀大像要脱出眼眶、脉象浮大的症状（为饮热郁肺所致），应该用越婢加半夏汤来治疗。（方略）

将麻黄、石膏、生姜、大枣、甘草、半夏这六味药，用六升水，先煮麻黄，去掉浮沫，再加入其他药物，煎煮到还剩下三升的时候，分三次温服。

肺胀，咳而上气，烦躁而喘，脉浮者，心下有水[2]，小青龙加石膏汤主之。（14）

小青龙加石膏汤方 《千金》证治同，外更加胁下痛引缺盆 麻黄 芍药 桂枝 细辛 甘草 干姜各三两 五味子 半夏各半升 石膏二两

上九味，以水一斗，先煮麻黄，去上沫，内诸药，煮取三升。强人服一升，羸者减之，日三服，小儿服四合。

肺胀患者，咳嗽气逆，烦躁气喘，脉浮，是胃脘部有水饮停居（外有寒邪，内有饮邪与热邪），应该用小青龙加石膏汤来治疗。（方略）

将麻黄、芍药、桂枝、细辛、甘草、干姜、五味子、半夏、石膏这九味药，用一斗水，先煮麻黄，去掉浮沫，再加入其他药物，煎煮到还剩下三升。体质好的人可以服一升，体质弱的人减少用量，每日三次，小孩子服四合。

附方

《外台》炙甘草汤：治肺痿涎唾多，心中温温液液[3]者。方见虚劳中。

《千金》甘草汤：

甘草

上一味，以水三升，煮减半，分温三服。

---

[1] 目如脱状：形容两目胀突，有如脱出的情况。

[2] 心下有水：指水饮内停于心。

[3] 温温液液：指泛泛欲吐。

《千金》生姜甘草汤：治肺痿咳唾涎沫不止，咽燥而渴。

生姜五两　人参三两　甘草四两　大枣十五枚

上四味，以水七升，煮取三升，分温三服。

《千金》桂枝去芍药加皂荚汤：治肺痿吐涎沫。

桂枝三两　生姜三两　甘草二两　大枣十枚　皂荚二枚，去皮子，炙焦

上五味，以水七升，微微火煮取三升，分温三服。

《外台》桔梗白散：治咳而胸满，振寒脉数，咽干不渴，时出浊唾腥臭，久久吐脓如米粥者，为肺痈。

桔梗　贝母各三分　巴豆一分，去皮，熬，研如脂

上三味，为散，强人饮服半钱匕，羸者减之。病在膈上者吐脓，膈下者泻出，若下多不止，饮冷水一杯则定。

《千金》苇茎（wěi jīng）汤：治咳有微热，烦满[1]，胸中甲错，是为肺痈。

苇茎二升　薏苡仁半升　桃仁五十枚　瓜瓣半升

上四味，以水一斗，先煮苇茎，得五升，去滓，内诸药，煮取二升，服一升，再服，当吐如脓。

肺痈胸满胀，一身面目浮肿，鼻塞清涕出，不闻香臭酸辛，咳逆上气，喘鸣迫塞，葶苈（tíng lì）大枣泻肺汤主之。方见上，三日一剂，可至三四剂，此先服小青龙汤一剂，乃进。小青龙汤方见咳嗽门中。（15）

肺痈患者，胸部胀满，全身面目浮肿，鼻塞流清涕，闻不到香臭酸辛的气味，咳嗽气逆，气喘有痰鸣音，喉中有痰涎阻塞而呼吸不利，应该用葶苈大枣泻肺汤来治疗。（葶苈大枣泻肺汤方见于本篇前面的部分，三日服一剂，可以服到三四剂。服葶苈大枣泻肺汤之前，要先服一剂小青龙汤。小青龙汤方见于本篇治疗咳嗽的部分。）

---

[1] 烦满：指心烦且胸满闷。

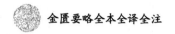

奔豚气病脉证治第八

论二首　方三首

师曰：病有奔豚[1]，有吐脓[2]，有惊怖，有火邪，此四部病，皆从惊发得之。师曰：奔豚病，从少腹起，上冲咽喉，发作欲死，复还止，皆从惊恐得之。（1）

老师说：奔豚、吐脓、惊怖、火邪这四种病，都是由于精神刺激、情绪大幅度波动而患病的。老师说：奔豚病发作时，患者自觉有气从小腹起，向上冲至咽喉，发作时痛苦至极，发作过后慢慢恢复如常人，这都是由于精神刺激引起的。

奔豚气上冲胸，腹痛，往来寒热，奔豚汤主之。（2）

奔豚病发作时有气上冲到胸部，腹痛，发热恶寒交替出现（这是奔豚发于肝的特征），应该用奔豚汤来治疗。（方略）

奔豚汤方　甘草　川芎　当归各二两　半夏四两　黄芩二两　生葛五两　芍药二两　生姜四两　甘李根白皮一升

上九味，以水二斗，煮取五升，温服一升，日三夜一服。

将甘草、川芎、当归、半夏、黄芩、生葛、芍药、生姜、甘李根白皮这九味药，用二斗水，煎煮到还剩下五升的时候，温服一升，白天服三次，晚上服一次。

发汗后，烧针令其汗，针处被寒，核起而赤[3]者，必发奔豚，气从小腹上至心，灸其核上各一壮[4]，与桂枝加桂汤主之。（3）

（太阳表证患者）用了发汗的方法后（表证没有解除），再用火针的方法迫使患者出汗，如果针刺部位感受寒邪，出现红色核状肿块，一定会发作奔豚病，表现为气从小腹向上冲到心胸，可以在核状肿块上各灸一壮，并服桂枝加桂汤来治疗。（方略）

桂枝加桂汤方　桂枝五两　芍药三两　甘草二两，炙　生姜三两　大枣十二枚

上五味，以水七升，微火煮取三升，去滓，温服一升。

将桂枝、芍药、甘草、生姜、大枣这五味药，用七升水，小火煎煮到还剩下三升的时候，去掉药渣，温服一升。

---

[1] 奔豚：病名，因发病时自觉有气从少腹上冲心胸，如小猪在体内奔跑而得名。

[2] 吐脓：吐脓血。

[3] 核起而赤：核起为肿，赤为红，为炎症感染的表现。

[4] 壮：用艾绒做成艾炷，每一枚艾炷称为一壮，可置于穴位上燃烧。

发汗后，脐下悸者，欲作奔豚，茯苓桂枝甘草大枣汤主之。（4）

茯苓桂枝甘草大枣汤方 茯苓半斤 甘草二两，炙 大枣十五枚 桂枝四两

上四味，以甘澜（lán）水[1]一斗，先煮茯苓，减二升，内诸药，煮取三升，去滓，温服一升，日三服。甘澜水法：取水二斗，置大盆内，以勺扬之，水上有珠子五六千颗相逐，取用之。

患者经发汗的方法治疗后，肚脐下跳动，是奔豚病将要发作的征兆（上焦心阳虚，下焦水饮欲动），应该用茯苓桂枝甘草大枣汤来治疗。（方略）

将茯苓、甘草、大枣、桂枝这四味药，用一斗甘澜水，先煮茯苓，煎煮到水减少二升的时候，再加入其他药物，煎煮到还剩下三升的时候，去掉药渣，温服一升，每日三次。（甘澜水法：取二斗水，放在大盆中，用勺舀起水来再倒出，直到水面上有很多水珠滚动，就可以取来用了。）

胸痹心痛短气病脉证治第九

论一首　证一首　方十首

师曰：夫脉当取太过不及[2]，阳微阴弦[3]，即胸痹而痛，所以然者，责其极虚也。今阳虚知在上焦，所以胸痹、心痛者，以其阴弦故也。（1）

老师说：给患者诊脉时应当审查脉象的过强与过弱，如果寸脉微尺脉弦，就会出现心胸部胀满疼痛的症状，之所以会这样，可寻求患者具体的最虚之处（即客邪之处）。（寸脉微属不及，为上焦阳气虚，尺脉弦为太过，为下焦阴邪较盛，）现在已经知道存在上焦阳虚，之所以会出现胸痹、心痛的症状，是因为下焦水气痰饮等阴邪趁虚上乘阳位的缘故。

平人无寒热，短气不足以息者，实也。（2）

正常人没有恶寒发热的表现（未得外感病），而出现短气难以呼吸症状者，是由阴寒痰浊等实邪导致的。

---

[1] 甘澜水：淘米水。

[2] 太过不及：指脉象改变，强于正常的为太过，弱于正常的为不及。

[3] 阳微阴弦：关前为阳，关后为阴。阳微指寸脉微，阴弦指尺脉弦。又可指胸痹心痛的病机，上焦阳虚，下焦阴寒，痰浊趁虚至阳位。

胸痹之病，喘息咳唾，胸背痛，短气，寸口脉沉而迟，关上小紧数（shuò），栝楼薤（xiè）白白酒[1]汤主之。（3）

栝楼薤白白酒汤方 栝楼实一枚，捣 薤白半斤 白酒七升

上三味，同煮，取二升，分温再服。

胸痹病的典型症状是气喘咳嗽，吐痰涎，胸口背部疼痛，短气，寸部脉象沉迟，关部脉稍紧数（为上焦阳虚受阴邪所乘），应该用栝楼薤白白酒汤来治疗。（方略）

将瓜蒌实、薤白、白酒这三味药，一同煎煮，煎煮到还剩下二升的时候，分二次温服。

胸痹不得卧，心痛彻背[2]者，栝楼薤白半夏汤主之。（4）

栝楼薤白半夏汤方 栝楼实一枚，捣 薤白三两 半夏半斤 白酒一斗

上四味，同煮，取四升，温服一升，日三服。

胸痹患者，无法平卧，心中疼痛可传达背部（为痰浊壅塞胸中所致的胸痹重症），应该用栝楼薤白半夏汤来治疗。（方略）

将瓜蒌实、薤白、半夏、白酒这四味药，一同煎煮，煎煮到还剩下四升的时候，温服一升，每日三次。

胸痹心中痞（pǐ）[3]，留气结在胸，胸满，胁下逆抢心[4]，枳实薤白桂枝汤主之；人参汤亦主之。（5）

枳实薤白桂枝汤方 枳实四枚 厚朴四两 薤白半斤 桂枝一两 栝楼实一枚，捣

上五味，以水五升，先煮枳实、厚朴，取二升，去滓，内诸药，煮数沸，分温三服。

人参汤方 人参 甘草 干姜 白术各三两

胸痹患者，胃脘部痞塞不通，气机郁结于胸中，胸中满闷，胁下气逆上冲心胸（可由阴寒痰浊等实邪闭阻气机所致，也可由气虚运行无力所致），应该用枳实薤白桂枝汤来治疗；或者也可用人参汤来治疗。

枳实薤白桂枝汤方（方略），将枳实、厚朴、薤白、桂枝、瓜蒌实这五味药，用五升水，先煮枳实、厚朴，煎煮到还剩下二升的时候，去掉药渣，再加入其他药物，煎煮到水沸腾数次，分三次温服。

人参汤方（方略），将人参、甘草、干姜、白术这四味药，用八升水，煎煮到还剩下三升的时候，温服一升，每日三次。

---

[1]白酒：此处指米酒。

[2]心痛彻背：心痛剧烈放射到背部。

[3]心中痞：指胃脘部痞塞不通。

[4]胁下逆抢心：指胁下气逆上冲心胸。

上四味，以水八升，煮取三升，温服一升，日三服。

胸痹，胸中气塞，短气，茯苓杏仁甘草汤主之；橘枳姜汤亦主之。（6）

茯苓杏仁甘草汤方 茯苓三两 杏仁五十个 甘草一两

上三味，以水一斗，煮取五升，温服一升，日三服。不瘥更服。

橘枳姜汤方 橘皮一斤 枳实三两 生姜半斤

上三味，以水五升，煮取二升，分温再服。《肘后》《千金》：云治胸痹，胸中愊（bì）愊[1]如满，噎塞习习如痒，喉中涩，唾燥沫。

胸痹缓急者，薏苡附子散主之。（7）

薏苡附子散方 薏苡仁十五两 大附子十枚，炮

上二味，杵为散，服方寸匕，日三服。

心中痞，诸逆[2]心悬痛[3]，桂枝生姜枳实汤主之。（8）

胸痹患者，胸中自觉气滞不通，短气（饮阻气滞），应该用茯苓杏仁甘草汤来治疗；或者也可用橘枳姜汤来治疗。

茯苓杏仁甘草汤方（方略），将茯苓、杏仁、甘草这三味药，用一斗水，煎煮到还剩下五升的时候，温服一升，每日三次。如果没有痊愈就再服一剂。

橘枳姜汤方（方略），将橘皮、枳实、生姜这三味药，用五升水，煎煮到还剩下二升的时候，分两次温服。（《肘后方》和《备急千金要方》中记载：本方可以治疗胸痹，胸中胀满，咽喉中痒且干涩，吐脓痰。）

胸痹患者急性发作，病情危急，应用薏苡附子散来治疗。（方略）

将薏苡仁、大附子这二味药，捣成散剂，服一方寸匕，每日三次。

患者胃脘部痞满不适，水饮或寒邪向上冲逆致心窝部牵引疼痛，应该用桂枝生姜枳实汤来治疗。（方略）

---

[1]愊愊：郁结貌。

[2]诸逆：指停留于心下的水饮或寒邪向上冲逆。

[3]心悬痛：心窝部牵引疼痛。

桂枝生姜枳实汤方 桂枝三两 生姜三两 枳实五枚

上三味，以水六升，煮取三升，分温三服。

将桂枝、生姜、枳实这三味药，用六升水，煎煮到还剩下三升的时候，分三次温服。

心痛彻背，背痛彻心，乌头赤石脂丸主之。（9）

乌头赤石脂丸方 蜀椒一两一法一分 乌头一分，炮 附子半两，炮一法一分 干姜一两一法二分 赤石脂一两一法二分

上五味，末之，蜜丸如梧子大，先食服一丸，日三服。不知，稍加服。

患者前心疼痛牵及后背，后背疼痛痛达前心（阴寒凝结），应该用乌头赤石脂丸来治疗。（方略）

将蜀椒、乌头、附子、干姜、赤石脂这五味药打成粉末，做成如梧桐子大小的蜜丸，饭前服一丸，每日三次，服药后没有起效的患者，稍加用量。

附方

九痛丸：治九种心痛[1]。

附子三两，炮 生狼牙一两，炙香 巴豆一两，去皮心，熬，研如脂 人参 干姜 吴茱萸（zhū yú）各一两

上六味，末之，炼蜜丸如桐子大，酒下，强人初服三丸，日三服，弱者二丸。兼治卒中恶[2]，腹胀痛，口不能言；又连年积冷，流注心胸痛[3]，并冷冲上气，落马坠车血疾等，皆主之。忌口如常法。

---

[1]九种心痛：各家说法不一，但总不离积聚痰饮结血，虫注寒冷而成。

[2]卒中恶：指感受外来邪气而突然发作的疾病。

[3]流注心胸痛：指心胸疼痛，有时集中在这里，有时集中在那里。

腹满寒疝宿食病脉证治第十

论一首　脉证十六条　方十四首

跌阳脉微弦，法当腹满，不满者必便难，两胠（qū）[1]疼痛，此虚寒从下上也，当以温药服之。（1）

跌阳脉微而弦，按理应出现腹满的症状，如果不腹满的一定会大便困难，两侧腋下胁上空软的地方疼痛，这是虚寒之气从下向上冲，应该服用温性药物。

病者腹满，按之不痛为虚，痛者为实，可下之。舌黄未下者，下之黄自去。（2）

患者腹中胀满，触按不痛的是虚证，痛的是实证，可以用攻下的方法来治疗。如果患者舌苔黄还没有用过攻下方法，使用下法后黄苔自会褪去。

腹满时减，复如故，此为寒，当与温药。（3）

腹中胀满，偶尔可以缓解，但之后胀满依旧，这是寒证，应该用温性药物来治疗。

病者痿黄，躁而不渴，胸中寒实，而利不止者，死。（4）

患者面色枯黄，烦躁却不渴，这是阴寒实邪结于胃中，如果出现腹泻不止的患者，病情危急。

寸口脉弦者，即胁下拘急而痛，其人啬（sè）啬[2]恶寒也。（5）

寸口部位脉呈弦象的患者（寸口主表，脉弦主寒主痛属肝），会出现胁下部拘急疼痛、恶寒怕冷的症状。

夫中寒[3]家，喜欠，其人清涕出，发热色和者，善嚏（tì）。（6）

素体卫阳不足而易感寒邪的人，常打呵欠，如果患者流清鼻涕，发热但面色正常的，常爱打喷嚏（是正气有祛邪外出之势）。

中寒，其人下利，以里虚也，欲嚏不能，此人肚中寒一云痛。（7）

患者感受寒邪，出现腹泻，这是因为里阳虚，想打喷嚏却打不出，这是因为患者腹内虚寒（另一版本写作"痛"）。

---

[1] 两胠：两侧腋下胁上空软的地方。

[2] 啬啬：指瑟缩畏寒的状态。

[3] 中寒：指感受寒邪。

夫瘦人绕脐痛，必有风冷，谷气不行，而反下之，其气必冲，不冲者，心下则痞也。（8）

瘦人肚脐周围疼痛，一定是感受了风寒，（影响了脾胃而）大便不通，却误用了攻下的方法，定会导致下焦寒气上冲，如果患者下焦寒气不上冲，则会胃中胀满。

病腹满，发热十日，脉浮而数，饮食如故，厚朴七物汤主之。（9）

厚朴七物汤方 厚朴半斤　甘草三两　大黄三两　大枣十枚　枳实五枚　桂枝二两　生姜五两

上七味，以水一斗，煮取四升，温服八合，日三服。呕者加半夏五合，下利去大黄，寒多者加生姜至半斤。

患者腹满，发热十日左右，脉浮数，饮食正常（表证仍在，病邪有入里之势），应该用厚朴七物汤来治疗。（方略）

将厚朴、甘草、大黄、大枣、枳实、桂枝、生姜这七味药，用一斗水，煎煮到还剩下四升的时候，温服八合，每日三次。呕吐患者加五合半夏，腹泻者去掉大黄，寒邪重者把生姜加到半斤。

腹中寒气，雷鸣切痛[1]，胸胁逆满，呕吐，附子粳米汤主之。（10）

附子粳米汤方 附子一枚，炮　半夏半升　甘草一两　大枣十枚　粳米半升

上五味，以水八升，煮米熟，汤成，去滓，温服一升，日三服。

患者腹中有寒气导致腹中胀满，肠鸣伴有剧烈疼痛，胸胁部气逆胀满，呕吐，应该用附子粳米汤来治疗。（方略）

将附子、半夏、甘草、大枣、粳米这五味药，用八升水，煎煮到粳米熟了的时候，去掉药渣，温服一升，每日三次。

痛而闭者，厚朴三物汤主之。（11）

厚朴三物汤方 厚朴八两　大黄四两　枳实五枚

上三味，以水一斗二升，先煮二味，取五升，内大黄，煮取三升，温服一升。以利为度。

腹中疼痛伴有大便不通的患者（实热内积，气滞较重），应该用厚朴三物汤来治疗。（方略）

将厚朴、大黄、枳实这三味药，用一斗二升水，先煮厚朴、枳实，煎煮到还剩下五升的时候，加入大黄，煎煮到还剩下三升的时候，温服一升。以大便通利作为取效的标准。

---

[1]雷鸣切痛：雷鸣，形容肠鸣的声音；切痛，指腹痛剧烈。

按之心下满痛者，此为实也，当下之，宜大柴胡汤。（12）

大柴胡汤方　柴胡半斤　黄芩三两　芍药三两　半夏半升，洗　枳实四枚，炙　大黄二两　大枣十二枚　生姜五两

上八味，以水一斗二升，煮取六升，去滓，再煎，温服一升，日三服。

腹满不减，减不足言，当须下之，宜大承气汤。（13）

大承气汤方　见前痉病中。

心胸中大寒痛，呕不能饮食，腹中寒，上冲皮起，出见有头足[1]，上下痛而不可触近，大建中汤主之。（14）

大建中汤方　蜀椒二合，去汗　干姜四两　人参二两

上三味，以水四升，煮取二升，去滓，内胶饴一升，微火煎取一升半，分温再服；如一炊顷[2]，可饮粥二升，后更服，当一日食糜（mí）[3]，温覆之。

胁下偏痛，发热，其脉紧弦，此寒也，以温药下之，宜大黄附子汤。（15）

患者胃脘胀满，按之疼痛，这是内有邪实阻滞，应该使用攻下的方法，可尝试用大柴胡汤来治疗。（方略）

将柴胡、黄芩、芍药、半夏、枳实、大黄、大枣、生姜这八味药，用一斗二升水，煎煮到还剩下六升的时候，去掉药渣，再继续煎煮浓缩后，温服一升，每日三次。

患者腹中胀满较重没减轻，纵使有减轻也是微乎其微，必须用攻下的方法，可以尝试用大承气汤来治疗。

患者胃脘、胸胁部剧烈的寒冷疼痛，呕吐以至于无法进食，腹中寒冷，寒气向上冲逆，使肚皮突起像头和脚的块状物，上下部都非常疼痛不能触按，应该用大建中汤来治疗。（方略）

将蜀椒、干姜、人参这三味药，用四升水，煎煮到还剩下二升的时候，去掉药渣，加入一升胶饴，再用小火煎煮到还剩下一升半的时候，分两次温服；约过一顿饭的时间，可以喝两升粥，之后再服第二次药，这一天都应该只可吃米粥类食物，盖被子保暖。

患者一侧胁下疼痛，发热，脉紧弦，这是寒实之证，应该用温性药物攻下，可以尝试用大黄附子汤来治疗。（方略）

----

[1]上冲皮起，出见有头足：形容腹中寒气向上冲逆，使肚皮突起如头足样的块状物。

[2]如一炊顷：约做一餐饭的时间。

[3]食糜：指喝粥。

大黄附子汤方 大黄三两 附子三枚，炮 细辛二两

上三味，以水五升，煮取二升，分温三服；若强人煮取二升半，分温三服，服后如人行四五里，进一服。

将大黄、附子、细辛这三味药，用五升水，煎煮到还剩下二升的时候，分三次温服；体质好的患者煎煮到还剩下二升半的时候，分三次温服。服药后大约过了人走四五里路的时间，再服一次。

寒气厥逆，赤丸主之。（16）

赤丸方 茯苓四两 乌头二两，炮 半夏四两，洗一方用桂 细辛一两《千金》作人参

上四味，末之，内真朱[1]为色，炼蜜丸如麻子大，先食酒饮下三丸，日再夜一服；不知，稍增之，以知为度。

患者体内阴寒之气较盛，四肢厥冷，应该用赤丸来治疗。（方略）

将茯苓、乌头、半夏、细辛这四味药，打成粉末，加入朱砂染成红色（赤丸得名的原因），炼成麻子大的蜜丸，饭前米酒送服三丸，白天服两次，晚上服一次，没有起效感觉的，稍增药量，以见效为标准。

腹痛，脉弦而紧，弦则卫气不行，即恶寒，紧则不欲食，邪正相搏，即为寒疝（shàn）。绕脐痛，若发则白汗[2]出，手足厥冷，其脉沉弦者，大乌头煎主之。（17）

大乌头煎方 乌头大者五枚，熬，去皮，不咬咀

上以水三升，煮取一升，去滓，内蜜二升，煎令水气尽，取二升，强人服七合，弱人服五合。不瘥，明日更服，不可一日再服。

腹痛，脉弦紧，脉弦提示卫气不能通行，所以会怕冷，脉紧（胃中有寒）提示不想吃饭，寒邪与正气相互作用，便会发为寒疝病。患者脐周疼痛，发作时会出冷汗，手足冰冷，脉象沉弦，应该用大乌头煎来治疗。（方略）

将乌头用三升水，煎煮到还剩下一升的时候，去掉药渣，再加入二升蜜，煎煮到没有水的时候，得到二升，体质好的患者可以服七合，体质弱的服五合。没有痊愈的，明天再服，不可一天服两次。

---

[1] 真朱：指朱砂。

[2] 白汗：指冷汗。

寒疝腹中痛，及胁痛里急者，当归生姜羊肉汤主之。（18）

当归生姜羊肉汤方　当归三两　生姜五两　羊肉一斤

上三味，以水八升，煮取三升，温服七合，日三服。若寒多者，加生姜成一斤；痛多而呕者，加橘皮二两、白术一两。加生姜者，亦加水五升，煮取三升二合，服之。

寒疝患者，腹中疼痛，牵连胁肋疼痛，且少腹拘急不适（缺少气血的温养），应该用当归生姜羊肉汤来治疗。（方略）

将当归、生姜、羊肉这三味药，用八升水，煎煮到还剩下三升的时候，温服七合，每日三次。寒盛者，生姜加到一斤；疼痛较剧导致呕吐者，加二两橘皮、一两白术。加生姜者，也加五升水，煎煮到还剩下三升二合的时候服用。

寒疝腹中痛，逆冷[1]，手足不仁，若身疼痛，灸刺诸药不能治，抵当乌头桂枝汤主之。（19）

乌头桂枝汤方　乌头五枚

上一味，以蜜二斤，煎减半，去滓，以桂枝汤五合解之，得一升后，初服二合，不知，即取三合；又不知，复加至五合。其知者，如醉状，得吐者，为中病。

桂枝汤方　桂枝三两，去皮　芍药三两　甘草二两，炙　生姜三两　大枣十二枚

上五味，剉，以水七升，微火煮取三升，去滓。

寒疝患者，腹中疼痛，四肢冰冷，手足麻木，如果身体疼痛（表里皆寒），针灸及一般药物不能治愈，应该用抵当乌头桂枝汤来治疗。

乌头桂枝汤方（方略），将乌头用二斤蜜，煎煮到还剩下一半的时候，去掉药渣，用五合桂枝汤把蜜调开，得到一升药汁，第一次服二合，若没有起效的感觉，再服三合；若还没有起效的感觉，再加到五合。起效的患者，表现如同喝醉酒，出现呕吐者，是药物祛除疾病的表现。

桂枝汤方（方略），将桂枝、芍药、甘草、生姜、大枣这五味药，切碎，用七升水，小火煎煮到还剩下三升的时候，去掉药渣。

其脉数而紧乃弦，状如弓弦，按之不移。脉数弦者，当下其寒；脉紧大而迟者，必心下坚；脉大而紧者，阳中有阴，可下之。（20）

脉象紧数相兼的就是弦脉，脉形如同弓弦，用手按压也不移动。脉象数而兼弦的，应当用温药攻下，祛其寒实；脉象紧大迟的，一定有胃脘胀满坚硬；脉大而紧的，是阳气被阴寒所阻遏，可以用攻下的方法来治疗。

---

[1] 逆冷：指四肢冰冷。

附方

《外台》乌头汤：治寒疝腹中绞痛，贼风入攻五脏，拘急不得转侧，发作有时，使人阴缩[1]，手足厥逆。方见上。

《外台》柴胡桂枝汤方：治心腹卒中痛[2]者。

柴胡四两　黄芩　人参　芍药　桂枝　生姜各一两半　甘草一两　半夏二合半　大枣六枚

上九味，以水六升，煮取三升，温服一升，日三服。

《外台》走马汤：治中恶心痛腹胀，大便不通。

杏仁二枚　巴豆二枚，去皮心，熬

上二味，以绵缠，捶令碎，热汤二合，捻取白汁，饮之，当下。老小量之。通治飞尸[3]鬼击[4]病。

问曰：人病有宿食，何以别之？师曰：寸口脉浮而大，按之反涩，尺中亦微而涩，故知有宿食，大承气汤主之。（21）

提问：有的人患宿食病，在脉象上如何辨别呢？老师回答说：寸口脉浮大，重按脉转为涩，尺部脉也微弱而涩的，就能够知道患者有宿食了，应该用大承气汤来治疗。

脉数而滑者，实也，此有宿食，下之愈，宜大承气汤。（22）

脉滑数的是实邪阻滞，有宿食停留，用攻下的方法就可以治愈，可以尝试用大承气汤来治疗。

下利不饮食者，有宿食也，当下之，宜大承气汤。（23）

腹泻但不欲吃饭的患者，是有宿食停留，应该使用攻下的方法，可尝试用大承气汤来治疗。

大承气汤方 见前痉病中。

宿食在上脘，当吐之，宜瓜蒂散。（24）

宿食停留在胃中，病位偏上，应该使用涌吐的方法，可以尝试用瓜蒂散来治疗。（方略）

---

[1] 阴缩：指生殖器因受寒而上缩。

[2] 心腹卒中痛：指突然感受不正之气而致心腹疼痛。

[3] 飞尸：指突然发病，迅疾如飞，表现为心腹刺痛、气息喘息、胀满上冲心胸。

[4] 鬼击：指邪气突然侵袭人体，表现为胸胁腹内绞痛，或兼见吐血、衄血、下血。

瓜蒂散方　瓜蒂一分，熬黄　赤小豆
一分，煮

上二味，杵为散，以香豉七合煮取
汁，和散一钱匕，温服之。不吐者，少
加之，以快吐为度而止。亡血[1]及虚者，
不可与之。

脉紧如转索无常者，有宿食也。（25）

脉紧，头痛风寒，腹中有宿食不化也
一云：寸口脉紧。（26）

将瓜蒂、赤小豆这二味药，捣成散剂，用
七合香豉煎煮取汁，用香豉汁混合一钱匕瓜蒂
散，温服。服药后没有呕吐的，稍微加量，能
畅快地呕吐了就停止服药。大失血及虚证的患
者，不可服用瓜蒂散。

患者脉紧，如同转动绳索般忽紧忽松，是
有宿食停留。

患者脉紧，头痛怕冷，是腹中有宿食停滞
不去（另一版本记载为：寸口脉紧）。

---

[1] 亡血：失血。

卷 中

五脏风寒积聚病脉证并治第十一
论二首　脉证十七条　方二首

肺中风者，口燥而喘，身运[1]而重，冒而肿胀。（1）

肺中风的患者，表现为口干气喘，身体摇晃沉重，头昏不清，身体肿胀。

肺中寒，吐浊涕。（2）

肺中寒的患者，表现为吐黏痰（其实为黏稠的鼻涕，因为鼻子不通，所以只能从口中吐出）。

肺死脏[2]，浮之虚，按之弱如葱叶，下无根者，死。（3）

肺死脏患者，脉浮取虚弱无力，中按脉弱如按葱叶（外薄中空），沉取无根，病情危重。

肝中风者，头目𥆧（rún）[3]，两胁痛，行带伛（yǔ）[4]，令人嗜（shì）甘。（4）

肝中风的患者，表现为头及眼皮肌肉跳动，两胁疼痛，走路曲背而行，患者喜欢吃甜味食物。

肝中寒者，两臂不举，舌本燥，喜太息，胸中痛，不得转侧，食则吐而汗出也《脉经》《千金》云：时盗汗、咳，食已吐其汁。（5）

肝中寒的患者，表现为两臂抬不起来，舌根干燥，常叹气，胸中疼痛，身体难以转动，吃了食物就会呕吐，且呕吐时伴有汗出（《脉经》《备急千金要方》中记载：偶尔溢汗，咳嗽，吃完饭后吐出汁水）。

---

[1] 身运：指身体摇晃。
[2] 死脏：为脏气将绝的脉象。出现多为死证，预后极差，故称"死脏"，即"真脏脉"。
[3] 𥆧：指眼皮跳动，亦指肌肉掣动。
[4] 伛：指驼背。

肝死脏，浮之弱，按之如索不来[1]，或曲如蛇行[2]者，死。（6）

肝死脏患者，脉轻取软弱无力，重按如按绳索飘移，按后脉即断绝不能复来，或脉象如蛇行般曲折，病情危重。

肝着[3]，其人常欲蹈其胸上[4]，先未苦时，但欲饮热，旋覆花汤主之。臣亿等校诸本旋覆花汤方，皆同。（7）

肝着患者，常想捶打胸部，在这个症状还没有出现之前，只想喝热水，应该用旋覆花汤来治疗。（方略）

将旋覆花、葱、新绛这三味药，用三升水，煎煮到还剩下一升的时候，一次服尽。

旋覆花汤方　旋覆花三两　葱十四茎　新绛少许

上三味，以水三升，煮取一升，顿服之。

心中风者，翕（xī）翕发热[5]，不能起，心中饥，食即呕吐。（8）

心中风的患者，表现为发热，乏力疲倦，难以起床，胃中饥饿，但吃东西后会立刻呕吐。

心中寒者，其人苦病心如啖（dàn）蒜状[6]，剧者心痛彻背，背痛彻心，譬如蛊（gǔ）注[7]。其脉浮者，自吐乃愈。（9）

心中寒的患者，痛苦于心中烧灼像吃生蒜一样，严重的患者心中疼痛透达背部，背部疼痛牵引心部，好像蛊注发作一样。脉浮的患者，未经治疗就出现呕吐，病就会好转（因脉浮，病邪有外出的趋势，呕吐是祛邪外出的方法）。

心伤者，其人劳倦，即头面赤而下重，心中痛而自烦，发热，当脐跳，其脉弦，此为心脏伤所致也。（10）

心伤的患者，稍有劳动疲倦，就会头面部发红并且下肢沉重，心中疼痛烦躁，发热，脐部有跳动感，脉弦，这是心脏受损伤所导致的。

---

[1] 如索不来：指脉象如绳索般悬空，轻飘游移，应手即去，不能复来。

[2] 曲如蛇行：指脉象如蛇行之状，曲折逶迤而不能畅达，无柔和感。

[3] 着：中于物而不散，附于物而不去。

[4] 蹈其胸上：指用手揉、按、推压胸部，甚至捶打胸部。

[5] 翕翕发热：证名。表热不甚，如羽毛之拂，形容热候之轻微。

[6] 心如啖蒜状：指心中烧灼，像吃了蒜等辛辣食物一样。

[7] 蛊注：病名。发作时胸闷腹痛，有如虫咬之感。

心死脏，浮之实如麻豆，按之益躁疾者，死。（11）

心死脏患者，脉轻取脉实，像是按在麻和豆上，重取更加躁动急数，病情危重。

邪哭[1]使魂魄不安者，血气少也；血气少者属于心，心气虚者，其人则畏，合目欲眠，梦远行而精神离散，魂魄妄行。阴气衰[2]者为癫，阳气衰者为狂。（12）

患者常无故悲伤哭泣（如有邪鬼作祟），精神错乱，是因为气血不足。气血不足的情况，与心有关，心气不足的患者，会胆小害怕，精神不足，想要睡觉，常梦见自己远行导致精离神散，令魂魄妄行。阴气重者会形成癫证，阳气重者会形成狂证。

脾中风者，翕翕发热，形如醉人，腹中烦重，皮目眗眗而短气。（13）

脾中风的患者，表现为发热，像喝醉酒的人（面部红赤，四肢发软），腹中非常胀满沉重，眼皮跳动，气短。

脾死脏，浮之大坚，按之如覆杯，洁洁状[3]如摇者，死。臣亿等详五脏各有中风中寒，今脾只载中风，肾中风、中寒俱不载者，以古文简乱极多，去古既远，无文可以补缀也。（14）

脾死脏患者，脉轻取浮大而坚硬，重按像按在倒置的杯子上，外坚硬而内里空，摇晃不定，病情危重。（林亿等考查五脏都分别有中风中寒，现在脾脏只记载了中风，肾中风、肾中寒都没有记载的原因，是古代竹简错乱非常多，现代距离古代时间已经很久远了，没有其他文字可以补充进来。）

趺阳脉浮而涩，浮则胃气强，涩则小便数，浮涩相搏，大便则坚，其脾为约[4]，麻子仁丸主之。（15）

趺阳脉浮而涩，脉浮说明胃气亢盛（阳热内盛之象），脉涩就会有小便频数（津液已伤之象），胃气亢盛与津液损伤共同作用，大便就会干燥坚硬（脾为胃转输津液的功能受到制约），应该用麻子仁丸来治疗。（方略）

麻子仁丸方 麻子仁二升 芍药半斤 枳实一斤，炙 大黄一斤，去皮 厚朴一尺，炙，去皮 杏仁一升，去皮尖，熬，别作脂

将麻子仁、芍药、枳实、大黄、厚朴、杏仁这六味药，打成粉末，炼蜜做成梧桐子大小的丸剂，用水送服十丸，每日三次，逐渐加量，以大便通利为起效标准。

---

[1]邪哭：形容无故悲伤哭泣。

[2]衰：同"蓑"，蓑衣。蓑衣层次较多，本身较重。

[3]洁洁状：形容脉道中空。

[4]其脾为约：脾约不足，受胃热的约束，不能为胃行其津液而肠道失润。

上六味，末之，炼蜜和丸梧子大，饮服十丸，日三服，渐加，以知为度。

肾着（zhuó）[1]之病，其人身体重，腰中冷，如坐水中，形如水状，反不渴，小便自利，饮食如故，病属下焦，身劳汗出，衣一作表里冷湿，久久得之，腰以下冷痛，腹重如带五千钱，甘姜苓术汤主之。（16）

甘草干姜茯苓白术汤方　甘草二两　白术二两　干姜四两　茯苓四两

上四味，以水五升，煮取三升，分温三服，腰中即温。

肾死脏，浮之坚，按之乱如转丸[2]，益下入尺中者，死。（17）

问曰：三焦竭部[3]，上焦竭善噫（yī），何谓也？师曰：上焦受中焦气未和，不能消谷，故能噫耳。下焦竭，即遗溺失便，其气不和，不能自禁制，不须治，久则愈。（18）

师曰：热在上焦者，因咳为肺痿；热在中焦者，则为坚[4]；热在下焦者，

肾着的典型症状为身体沉重，腰部感到寒冷，像坐在水中一样，身体（水肿）像是得了水气病一样，反而不感到口渴，小便通畅，饮食正常，病位在下焦，多由于劳累后身上出汗，衣服（另一版本写作"表"）里面冰冷潮湿，长期如此而患病，腰以下自觉寒冷疼痛，像是腰中缠着五千铜钱般沉重，应该用甘姜苓术汤来治疗。（方略）

将甘草、白术、干姜、茯苓这四味药，用五升水，煎煮到还剩下三升的时候，分三次温服，腰部很快会感到温暖。

肾死脏患者，脉轻取紧绷坚硬，重按则脉象躁动，如弹丸乱转，如果在尺部也摸到这种脉象，病情危重。

提问：三焦各部所属脏腑的功能衰退，上焦心肺功能减退会经常嗳气，这是什么意思呢？老师回答说：上焦接受中焦输布的水谷精微之气，中焦（胃气不和），不能消化食物，所以出现嗳气；下焦脏腑功能减退，就会遗尿或大便失禁，这是由于肾气不和，不能固摄制约大小便，不需要治疗，过些时候会自然痊愈。

老师说：热邪在上焦的患者，由于咳嗽日久伤肺而导致肺痿；热邪在中焦的患者，会出现大便坚硬；热邪在下焦的患者，会出现尿血，

---

[1] 肾着：寒湿痹着于腰部所致，因腰为肾之外府，故名肾着。

[2] 乱如转丸：形容脉象躁动，像弹丸乱转般。

[3] 三焦竭部：三焦各部所属脏腑的功能衰退。

[4] 坚：指大便坚硬。

则尿血，亦令淋秘不通[1]。大肠有寒者，多鹜（wù）溏[2]；有热者，便肠垢（gòu）[3]。小肠有寒者，其人下重[4]便血；有热者，必痔（zhì）。（19）

也可以出现小便淋沥涩痛或癃闭不通。大肠有寒的患者，多会像鸭粪那样水粪夹杂而下；大肠有热的患者，则大便垢腻。小肠有寒的患者，出现脱肛、便血；小肠有热的患者，必然出现痔疮。

问曰：病有积、有聚、有谷气[5]，何谓也？师曰：积者，脏病也，终不移；聚者，腑病也，发作有时，辗转痛移，为可治；谷气者，胁下痛，按之则愈，复发为谷气。诸积[6]大法，脉来细而附骨者，乃积也。寸口，积在胸中；微出寸口，积在喉中；关上，积在脐旁；上关上[7]，积在心下；微下关[8]，积在少腹；尺中，积在气冲[9]。脉出左，积在左；脉出右，积在右；脉两出，积在中央。各以其部处之。（20）

提问：病有积病、聚病、谷气，这都是什么病？老师回答说：积是五脏的病，发病部位不移动（痛有定处）；聚是六腑的病，发作时间有规律（痛无定处），活动后疼痛部位就会变化，是可以治愈的疾病；谷气，胁下疼痛，用手按着就不疼痛了，但过一会儿还会复发。各种积病的规律：如果脉细沉，重按到骨才能摸到脉的，就是积病。寸口脉细沉的，是积在胸中；脉细沉在寸口之上一点儿的，是积在喉中；关部脉细沉的，是积在脐旁；在关部之上见沉细脉的，是积在心下；在关部之下一点儿见沉细脉的，是积在少腹；尺部脉沉细的，是积在气冲。左手的脉沉细的，是积在身体的左侧；右手脉沉细的，是积在身体的右侧；两手同时现沉细脉的，是积在身体的中央，应该依据积病部位的不同而进行不同的治疗。

[1] 淋秘不通：指小便淋沥涩痛或癃闭不通。

[2] 鹜溏：鹜，即鸭。鹜溏，指大便淡稀如鸭粪。

[3] 肠垢：指肠中的黏液垢腻。另有说法认为，古人将痢疾称为肠垢。

[4] 下重：形容肠中有重滞下坠的感觉。

[5] 病有积、有聚、有谷气：三者均为病名。《难经·五十五难》分积为五积，属脏属阴。聚为六聚，属腑属阳。积者阴气，发有常处；聚者阳气，痛无常处。谷气，指水谷之气停积留滞之病。

[6] 诸积：包括《难经·五十五难》所称五脏之积，即心积曰伏梁，肝积曰肥气，脾积曰痞气，肺积曰息贲，肾积曰奔豚。其病多由气、血、痰、食、虫等的积滞所引起。

[7] 上关上：关上，即关部。上关上，即关脉的上部。

[8] 下关：指关脉的下部。

[9] 气冲：即气街，穴名。在脐下5寸，任脉曲骨穴旁开2寸。此处代表气冲穴所在的部位。

痰饮咳嗽病脉证并治第十二

论一首　脉证二十一条　方十八首

问曰：夫饮[1]有四，何谓也？师曰：有痰饮，有悬饮，有溢饮，有支饮。（1）

提问：饮病有四种，都是哪些？老师回答说：有痰饮、悬饮、溢饮、支饮。

问曰：四饮何以为异？师曰：其人素盛今瘦[2]，水走肠间，沥沥有声，谓之痰饮；饮后水流在胁下，咳唾引痛[3]，谓之悬饮；饮水流行，归于四肢，当汗出而不汗出，身体疼痛重，谓之溢饮；咳逆倚息，短气不得卧，其形如肿，谓之支饮。（2）

提问：四种饮病有什么不同？老师回答说：患者身体素来肥胖现在消瘦，水在肠间流走，发出辘辘的声响的，叫作痰饮；喝水之后，水饮流注在胁下，咳嗽吐痰时牵引胁下疼痛的，叫作悬饮；喝水之后水饮流动，停留在四肢，应当出汗却没有出汗，身体感到沉重疼痛的，叫作溢饮；咳嗽气喘需要靠在床上呼吸，气短而不能平卧，身体看起来像肿了一样的，叫作支饮。

水[4]在心，心下坚筑[5]，短气，恶（wù）水不欲饮。（3）

水饮影响了心的功能，就会出现胃部坚实不舒、动悸不安、气短、不想喝水。

水在肺，吐涎沫，欲饮水。（4）

水饮影响了肺的功能，就会出现吐口水痰涎、想要喝水。

水在脾，少气身重。（5）

水饮影响了脾的功能，就会出现少气乏力并且身体有沉重感。

水在肝，胁下支满[6]，嚏而痛。（6）

水饮影响了肝的功能，就会出现胁下有支撑胀满的感觉，打喷嚏时就会牵引而疼痛。

水在肾，心[7]下悸。（7）

水饮影响了肾的功能，就会出现肚脐下跳动。

---

[1]饮：此处指广义的痰饮病，包括痰饮、悬饮、溢饮和支饮四种。

[2]素盛今瘦：一种形象描述痰饮患者体质的说法，指痰饮患者在未生病之前身体丰盛，生病之后身体消瘦。

[3]咳唾引痛：咳唾时牵引胁肋疼痛。

[4]水：这里指停饮。

[5]心下坚筑：心下，相当于上脘部。坚，坚实凝结之意。筑，《说文》"捣也"，此处引申为动悸不安。心下坚筑，即上脘部位感觉坚实不舒、动悸不安。

[6]支满：支撑胀满。

[7]心：《金鉴》谓："'心'字，当是'脐'字。"

夫心下有留饮^[1]，其人背寒冷如手大^[2]。（8）

心下部位有水饮停留日久，患者背部会有手掌大小的范围感到寒冷。

留饮者，胁下痛引缺盆^[3]，咳嗽则辄（zhé）已^[4]一作转甚。（9）

水饮停留（于胁下）日久的患者，就会出现胁下疼痛，牵引到缺盆的部位，咳嗽时疼痛减轻的症状（另一版本写作"加重"）。

胸中有留饮，其人短气而渴，四肢历节痛。脉沉者，有留饮。（10）

胸中有饮邪停留日久，患者就会出现气短、口渴、四肢关节疼痛。脉象沉的患者，有水饮停留日久。

膈上病痰，满喘咳吐，发则寒热，背痛腰疼，目泣自出^[5]，其人振振身𥆧剧^[6]，必有伏饮^[7]。（11）

患者胸膈上有水饮停留，胸满，气喘，咳嗽，咯痰，发作时出现恶寒发热，后背、腰痛，咳嗽剧烈时有眼泪流出，喘得严重时会出现身体颤抖摇剧烈，一定是体内有伏饮被诱发。

夫病人饮水多，必暴喘满。凡食少饮多，水停心下。甚者则悸，微者短气。脉双弦^[8]者寒也，皆大下后善虚。脉偏弦者饮也。（12）

患者饮水过多，一定会突发气喘、胸膈满闷。凡是吃得少而喝水多，水饮会停留于胃脘。严重者会出现心悸，轻者会出现气短。如果左右两手脉象都见弦脉的，属于虚寒证，这是由于下利过甚而致里虚引起的。如果一侧脉见弦脉的，是饮病。

肺饮^[9]不弦，但苦喘短气。（13）

饮邪影响肺，脉象不见弦脉，只是气喘、气短严重。

---

[1]留饮：中医病证名，留饮是水饮日久，留而不去的意思。饮留部位的不同，见症也各异。饮留心下，为痰饮；饮留胁下，为悬饮；饮留胸中，为支饮；水饮泛溢于四肢，为溢饮。

[2]背寒冷如手大：背部有一块寒冷，像手掌一样大。

[3]缺盆：部位名，锁骨上窝中点处。

[4]咳嗽则辄已：指咳嗽时疼痛更加剧烈。

[5]目泣自出：指眼泪不受控制流出。

[6]振振身𥆧剧：指全身震颤摇动严重。

[7]伏饮：水饮伏留于内，难于除尽，遇外邪诱发的病证。

[8]双弦：指两只手的脉都是弦脉。

[9]肺饮：指水饮犯肺，属支饮类。

支饮亦喘而不能卧，加短气，其脉平也。（14）

患支饮也会气喘，甚至不能平卧，另外还会有气短的症状，但脉象正常。

病痰饮者，当以温药和之。（15）

痰饮病患者，应当用平和的温性的药物调治。

心下有痰饮[1]，胸胁支满，目眩，苓桂术甘汤主之。（16）

患者胃脘部位有饮邪，胸胁支撑胀满，头晕目眩，应该用苓桂术甘汤来治疗。（方略）

苓桂术甘汤方 茯苓四两 桂枝三两 白术三两 甘草二两

上四味，以水六升，煮取三升，分温三服，小便则利。

将茯苓、桂枝、白术、甘草这四味药，用六升水，煎煮到还剩下三升的时候，分三次温服，服药后小便就会通利。

夫短气有微饮[2]，当从小便去之，苓桂术甘汤主之方见上；肾气丸亦主之方见脚气中。（17）

患者只出现气短，有轻微的痰饮病，应当通利小便以去其水饮，应该用苓桂术甘汤来治疗（苓桂术甘汤方见于前面的内容中；也可以用肾气丸来治疗肾气丸方见于前面中风历节病篇中附方治疗脚气上入的内容中）。

病者脉伏，其人欲自利，利反快，虽利，心下续坚满，此为留饮欲去[3]故也，甘遂半夏汤主之。（18）

患者脉见伏象，自觉想要腹泻，腹泻后反而觉得胃脘部位畅快舒服，虽然腹泻了，但过了一会儿仍然感到胃脘部位坚硬胀满，这是留饮将要自行祛除而未去的原因，应该用甘遂半夏汤来治疗。（方略）

甘遂半夏汤方 甘遂大者三枚 半夏十二枚，以水一升，煮取半升，去滓 芍药五枚 甘草如指大一枚，炙一本作无

上四味，以水二升，煮取半升，去滓，以蜜半升，和药汁煎取八合，顿服之。

将甘遂、半夏、芍药、甘草这四味药，用二升水，煎煮到还剩下半升的时候，去掉药渣，用半升蜜混合于药汁中，再煎煮到还剩下八合的时候，一次喝完。

---

[1] 心下有痰饮：心下指胃，胃中有停饮。

[2] 微饮：轻微的痰饮病。

[3] 留饮欲去：指饮邪将要自行祛除。

脉浮而细滑，伤饮[1]。（19）

脉弦数者，有寒饮，冬夏难治。（20）

脉沉而弦者，悬饮内痛。（21）

病悬饮者，十枣汤主之。（22）

十枣汤方 芫（yuán）花熬 甘遂（suí）大戟各等分

上三味，捣筛，以水一升五合，先煮肥大枣十枚，取八合，去滓，内药末。强人服一钱匕，羸人服半钱，平旦温服之；不下者，明日更加半钱，得快下后，糜粥自养。

病溢饮者，当发其汗，大青龙汤主之；小青龙汤亦主之。（23）

大青龙汤方 麻黄六两，去节 桂枝二两，去皮 甘草二两，炙 杏仁四十个，去皮尖 生姜三两，切 枣十二枚 石膏如鸡子大，碎

上七味，以水九升，先煮麻黄，减二升，去上沫，内诸药，煮取三升，去滓，温服一升，取微似汗，汗多者，温粉粉之。

小青龙汤方 麻黄三两，去节 芍药三两 五味子半升 干姜三两 甘草三两，炙 细辛三两 桂枝三两，去皮 半夏半升，洗

上八味，以水一斗，先煮麻黄，减二

脉浮且细滑的患者，是轻微的水饮致病。

脉弦而数的患者，是有寒饮（停留于体内），无论冬季或夏季都不容易治疗（因冬季助寒，夏季助湿）。

脉沉而且弦的患者是有悬饮，会出现胸胁内牵引疼痛。

悬饮患者（常见症状有咳唾牵引胸胁或胸背掣痛，心下痞硬，短气，苔白甚至水滑，脉沉弦有力），应该用十枣汤来治疗。（方略）

将芫花、甘遂、大戟这三味药，捣碎后过筛，用一升五合水，先煮十枚肥大枣，煎煮到还剩下八合的时候，去掉药滓，放入药末。身体强壮的人服用一钱匕，虚弱的人服半钱匕，清晨温服；当天不泻下的患者，第二天多加半钱匕，出现痛快的腹泻之后，要喝糜粥调养脾胃。

溢饮患者，应当用发汗的方法来治疗，应该用大青龙汤来治疗，也可以用小青龙汤来治疗。

大青龙汤方（方略），将麻黄、桂枝、甘草、杏仁、生姜、大枣、石膏这七味药，用九升水，先煎煮麻黄，等到水减少二升的时候，去掉浮沫，再放入其他药物，煎煮到还剩下三升的时候，去掉药渣，温服一升，使患者微微汗出。如果出汗太多的患者，可以用温粉扑在身上。

小青龙汤方（方略），将麻黄、芍药、五味子、干姜、甘草、细辛、桂枝、半夏这八味药，用一斗水，先煮麻黄，煎煮到水减少二升的时候，去掉浮沫，再放入其他药物，煎煮到还剩下三升的时候，去掉药渣，温服一升。

---

[1] 伤饮：指被外饮所骤伤。

升，去上沫，内诸药，煮取三升，去滓，温服一升。

膈间支饮[1]，其人喘满，心下痞坚[2]，面色鎏（lí）黑[3]，其脉沉紧，得之数十日，医吐下之不愈，木防己汤主之。虚者[4]即愈，实者[5]三日复发，复与不愈者，宜木防己汤去石膏加茯苓芒硝汤主之。（24）

木防己汤方 木防己三两 石膏十二枚，鸡子大 桂枝二两 人参四两

上四味，以水六升，煮取二升，分温再服。

木防己汤去石膏加茯苓芒硝汤方 木防己 桂枝各二两 人参四两 芒硝三合 茯苓四两

上五味，以水六升，煮取二升，去滓，内芒硝，再微煎，分温再服，微利则愈。

心下有支饮，其人苦冒眩，泽泻汤主之。（25）

泽泻汤方 泽泻五两 白术二两

上二味，以水二升，煮取一升，分温再服。

支饮胸满者，厚朴大黄汤主之。（26）

停留于膈间的支饮患者，表现为气喘胸满，胃脘部位有痞塞坚实感，面色黑而晦黄，脉象沉紧，得病已经几十天，之前的医生用涌吐和攻下的方法治疗后却没有好转，应该用木防己汤来治疗。服药后如果心下痞坚变虚软的患者就可以治愈，如果心下痞坚仍然结实的患者，过了几天（前面所列的症状）就会复发，再用木防己汤治疗无效的，就应该用木防己汤去石膏加茯苓芒硝汤来治疗。

木防己汤方（方略），将木防己、石膏、桂枝、人参这四味药，用六升水，煎煮到还剩下二升的时候，分两次温服。

木防己汤去石膏加茯苓芒硝汤方（方略），将木防己、桂枝、人参、芒硝、茯苓这五味药，用六升水，先煮木防己、桂枝、人参、茯苓，煎煮到还剩下二升的时候，去掉药渣，加入芒硝，再稍微煎煮一下，分两次温服。服药后二便通利，病就好了。

患者胃脘部位有饮邪支撑停留，感到严重头晕目眩，应该用泽泻汤来治疗。（方略）

将泽泻、白术这两味药，用二升水，煎煮到还剩下一升的时候，分两次温服。

支饮患者，有胸满症状（兼见胃肠实腹痛

---

[1] 膈间支饮：饮邪停留于胸膈。
[2] 心下痞坚：胃脘部位有痞塞坚实感。
[3] 鎏黑：鎏，指黑中带黄的颜色。鎏黑，谓面色黑而晦黄。
[4] 虚者：指心下痞坚变虚软。
[5] 实者：指心下痞坚结实。

厚朴大黄汤方 厚朴一尺 大黄六两 枳实四枚

上三味，以水五升，煮取二升，分温再服。

腹满、大便秘结等症时），应该用厚朴大黄汤来治疗。（方略）

将厚朴、大黄、枳实这三味药，用五升水，煎煮到还剩下二升的时候，分两次温服。

支饮不得息[1]，葶苈大枣泻肺汤主之方见肺痈篇中。（27）

支饮病患者，出现呼吸困难，应该用葶苈大枣泻肺汤来治疗（葶苈大枣泻肺汤方见于之前的肺痿肺痈咳嗽上气篇中）。

呕家本渴，渴者为欲解，今反不渴，心下有支饮故也，小半夏汤主之《千金》云：小半夏加茯苓汤。（28）

小半夏汤方 半夏一升 生姜半斤

上二味，以水七升，煮取一升半，分温再服。

平常经常呕吐的人，呕吐之后本来应当有口渴，口渴是（邪从呕吐而出）饮邪要祛除的表现，现在患者反而不渴，这是胃脘有饮邪支撑停留的缘故，应该用小半夏汤来治疗（《备急千金要方》云：小半夏加茯苓汤）。（方略）

将半夏、生姜这二味药，用七升水，煎煮到还剩下一升半的时候，分两次温服。

腹满，口舌干燥，此肠间有水气，己椒苈黄丸主之。（29）

己椒苈黄丸方 防己 椒目 葶苈熬 大黄各一两

上四味，末之，蜜丸如梧子大，先食饮服一丸，日三服，稍增，口中有津液。渴者加芒硝半两。

腹部胀满且口干舌燥的患者，是肠间有水饮停留，应该用己椒苈黄丸来治疗。（方略）

将防己、椒目、葶苈、大黄这四味药，打成粉末，加入蜂蜜制成如梧桐子大小的丸药，每次饭前用水送服一丸，每日三次，逐渐增加药量，直到口中有津液为止。如果服药后仍有口渴的患者，加入半两芒硝。

卒呕吐，心下痞，膈间有水，眩悸者，小半夏加茯苓汤主之。（30）

小半夏加茯苓汤方 半夏一升 生姜半斤 茯苓三两一法四两

上三味，以水七升，煮取一升五合，分温再服。

患者突然发生呕吐，胃脘部位痞满，膈间有水饮停留，同时出现头眩心悸，应该用小茯苓加半夏汤来治疗。（方略）

将半夏、生姜、茯苓这三味药，用七升水，煎煮到还剩下一升五合的时候，分两次温服。

---

[1]支饮不得息：支饮阻于胸中，痰涎壅塞，肺气不利，导致胸闷喘咳、呼吸困难等症状出现。

假令瘦人脐下有悸，吐涎沫而癫眩（diān xuàn）[1]，此水也，五苓散主之。（31）

五苓散方 泽泻一两一分　猪苓三分，去皮　茯苓三分　白术三分　桂枝二分，去皮

上五味，为末，白饮服方寸匕，日三服，多饮暖水，汗出愈。

如果原来肥胖现在消瘦的人，脐下部位有跳动感，呕吐涎沫而感到头晕目眩，这是因为有水饮停留，应该用五苓散来治疗。（方略）

将泽泻、猪苓、茯苓、白术、桂枝这五味药，打成粉末，用米汤送服一方寸匕，每日三次，服药后多饮热开水，有汗出病就会好了。

- -

附方

《外台》茯苓饮：治心胸中有停痰宿水，自吐出水后，心胸间虚，气满不能食，消痰气，令能食。

茯苓　人参　白术各三两　枳实二两　橘皮二两半　生姜四两

上六味，水六升，煮取一升八合，分温三服，如人行八九里进之。

- -

咳家，其脉弦，为有水，十枣汤主之方见上。（32）

经常咳嗽的患者，脉弦，是有水饮停留所致，应该用十枣汤来治疗（十枣汤方见于本篇前面的内容中）。

夫有支饮家，咳烦，胸中痛者，不卒死，至一百日或一岁，宜十枣汤方见上。（33）

素有支饮、咳嗽、心烦、胸中疼痛的患者，如果没有突然死亡，就可以延续到一百天或者一年，可以尝试用十枣汤治疗（十枣汤方见于本篇前面的内容中）。

久咳数岁，其脉弱者可治；实大数者死；其脉虚者必苦冒，其人本有支饮在胸中故也，治属饮家。（34）

咳嗽数年不愈、脉弱的患者可以治疗；脉实大数的患者不好治；脉虚的患者必然会出现严重的头昏目眩，这是患者原本就有支饮停留在胸中的缘故，应当按照治疗痰饮的方法治疗。

咳逆倚息，不得卧，小青龙汤主之方见上及肺痈中。（35）

患者咳嗽气逆，倚靠而坐，不能平躺呼吸，应该用小青龙汤来治疗（小青龙汤方见于前面以及肺痿肺痈咳嗽上气病篇中）。

---

[1] 癫眩：指头目眩晕。

青龙汤下已，多唾口燥，寸脉沉，尺脉微，手足厥逆，气从小腹上冲胸咽，手足痹，其面翕热如醉状[1]，因复下流阴股[2]，小便难，时复冒者，与茯苓桂枝五味子甘草汤，治其气冲。（36）

桂苓五味甘草汤方 茯苓四两 桂枝四两，去皮 甘草三两，炙 五味子半升

上四味，以水八升，煮取三升，去滓，分三温服。

冲气即低，而反更咳，胸满者，用桂苓五味甘草汤去桂，加干姜、细辛，以治其咳满。（37）

苓甘五味姜辛汤方 茯苓四两 甘草三两 干姜三两 细辛三两 五味子半升

上五味，以水八升，煮取三升，去滓，温服半升，日三服。

咳满即止，而更复渴，冲气复发者，以细辛、干姜为热药也。服之当遂渴，而渴反止者，为支饮也。支饮者，法当冒，冒者必呕，呕者复内半夏，以去其水。（38）

桂苓五味甘草去桂加干姜细辛半夏汤方 茯苓四两 甘草二两 细辛二两 干姜二两 五味子 半夏各半升

患者服用小青龙汤以后，痰和口水很多，却口中干燥，寸脉见沉象，尺脉见微象，手脚凉，自觉有气从小腹上冲到胸部和咽部，手足麻木不仁，面部红而发热像喝醉酒状，接着冲气又向下回到两大腿的内侧，小便困难，常常有昏冒，可以用茯苓桂枝五味子甘草汤，以治其冲气上逆。（方略）

将茯苓、桂枝、甘草、五味子这四味药，用八升水，煎煮到还剩下三升的时候，去掉药渣，分三次温服。

患者服用茯苓桂枝五味甘草汤后，上冲之气平复，反而咳嗽加剧，胸膈满闷，可以用桂苓五味甘草汤去掉桂枝加干姜、细辛，来治疗咳嗽胸满。（方略）

将茯苓、甘草、干姜、细辛、五味子这五味药，用八升水，煎煮到还剩下三升的时候，去掉药渣，温服半升，每日三次。

患者服用苓甘五味姜辛汤以后，咳嗽与胸满的症状消失，却又出现口渴，这是冲气复发的缘故，因为干姜、细辛属于热性药物。吃了细辛、干姜之后应当口渴，现在反而不渴，是有支饮停留的缘故。支饮患者，应当出现头目昏眩，昏眩的时候必然会伴有呕吐，呕吐的患者在原方中加半夏，来祛除水饮。（方略）

将茯苓、甘草、细辛、干姜、五味子、半夏这六味药，用八升水，煎煮到还剩下三升的时候，去掉药渣，温服半升，每日三次。

[1]面翕热如醉状：形容面部微红乍热如酒醉的样子。
[2]阴股：指大腿内侧。

上六味，以水八升，煮取三升，去滓，温服半升，日三服。

水去呕止，其人形肿者，加杏仁主之。其证应内麻黄，以其人逐痹，故不内之。若逆而内之者，必厥。所以然者，以其人血虚，麻黄发其阳故也。（39）

苓甘五味加姜辛半夏杏仁汤方　茯苓四两　甘草三两　五味子半升　干姜三两　细辛三两　半夏半升　杏仁半升，去皮尖

上七味，以水一斗，煮取三升，去滓，温服半升，日三服。

若面热如醉，此为胃热上冲熏其面，加大黄以利之。（40）

苓甘五味加姜辛半杏大黄汤方　茯苓四两　甘草三两　五味子半升　干姜三两　细辛三两　半夏半升　杏仁半升　大黄三两

上八味，以水一斗，煮取三升，去滓，温服半升，日三服。

先渴后呕，为水停心下，此属饮家，小半夏加茯苓汤主之方见上。（41）

患者服用桂苓五味甘草去桂加姜辛夏汤后，水饮消除，呕吐停止，却出现身体浮肿，应该在原方中加入杏仁来治疗。按理此证应当加入麻黄，但由于患者原有手足麻木，所以不用麻黄。如果不顾病情而加了麻黄，患者必然出现手脚凉冰的情况。之所以会出现这样的情况，是因为患者血虚，麻黄发越阳气，而更耗阳伤阴的缘故。（方略）

茯苓、甘草、五味子、干姜、细辛、半夏、杏仁这七味药，用一斗水，煎煮到还剩下三升的时候，去掉药渣，温服半升，每日三次。

如果患者面部烘热，像喝醉酒的样子，这是胃热上冲于面部的缘故，应当在苓甘五味加姜辛半夏杏仁汤中加大黄以清利胃热。（方略）

将茯苓、甘草、五味子、干姜、细辛、半夏、杏仁、大黄这八味药，用一斗水，煎煮到三升，去掉药渣，温服半升，每日三次。

患者先口渴而后出现呕吐，是水饮停留在心下，这是素有饮病，应该用小半夏加茯苓汤来治疗（小半夏汤方见于本篇前面的内容中）。

消渴小便不利淋病脉证并治第十三

脉证九条　方六首

厥阴之为病，消渴[1]，气上冲心，心中疼热，饥而不欲食，食即吐，下之不肯止。（1）

厥阴病的典型症状是口渴，喝很多水也不解渴，感觉有气向上冲到心胸部位，心窝部疼痛灼热，有饥饿感但不想进食，进食后就会呕吐，如果使用了攻下的方法，就会腹泻不止。

寸口脉浮而迟，浮即为虚，迟即为劳，虚则卫气不足，劳则荣气竭。

跌阳脉浮而数，浮即为气，数即为消谷而大坚一作紧，气盛则溲（sōu）数，溲数即坚，坚数相搏，即为消渴。（2）

寸口脉为浮且迟，脉浮提示阳虚，脉迟多为虚劳病；阳虚就会卫阳不足，虚劳病就会营气衰竭。

跌阳脉浮而数，脉浮提示胃火盛，脉数（为胃热）容易饥饿而大便坚硬（另一个版本写作"紧"），胃气盛会导致小便频数，小便频数会导致大便坚硬，大便硬与小便频数并见，就是消渴病。

男子消渴，小便反多，以饮一斗，小便一斗，肾气丸主之方见脚气中。（3）

男子口渴，喝很多水也不解渴，小便反而增多（如果是由于津液不足所导致的阴虚消渴，应该伴有小便少），饮水一斗，小便也一斗，应该用肾气丸来治疗（肾气丸方见于前面中风历节病篇附方治疗脚气上入的内容中）。

脉浮，小便不利，微热消渴者，宜利小便发汗，五苓散主之方见上。（4）

患者脉浮，小便不通畅，轻微发热，口渴，喝很多也不解渴，可以用通利小便和发汗的方法，应该用五苓散来治疗（五苓散方见于本篇前面的内容中）。

渴欲饮水，水入则吐者，名曰水逆，五苓散主之方见上。（5）

口渴想喝水，但喝水后就呕吐的病证，叫作水逆，应该用五苓散来治疗（五苓散方见于本篇前面的内容中）。

---

[1] 消渴：这里指厥阴病热盛时的一个症状，与杂病中的消渴病不同。

渴欲饮水不止者，文蛤散主之。（6）

文蛤散方　文蛤五两

上一味，杵为散，以沸汤五合，和服方寸匕。

患者口渴想喝水，但饮水后渴仍不止，应该用文蛤散来治疗。（方略）

将文蛤这一味药，捣成散剂，用五合开水，调和在一起服方寸匕。

淋之为病，小便如粟（sù）状[1]，小腹弦急[2]，痛引脐中。（7）

淋病的典型表现为小便淋沥有如粟米状物排出，小腹部拘急，疼痛牵引到脐中。

趺阳脉数，胃中有热，即消谷引食，大便必坚，小便即数。（8）

趺阳脉见数象，说明胃中有热，故消化水谷能力强而多食，大便坚硬，小便频数。

淋家不可发汗，发汗则必便血[3]。（9）

久患淋病患者，不可以用发汗的方法来治疗，如果用了发汗的方法必然引起尿血（由于淋病患者多有热在膀胱，用热药发汗，会助长膀胱中的热，热邪灼伤血络，会引起尿血）。

小便不利者，有水气，其人若渴[4]，栝楼瞿麦丸主之。（10）

栝楼瞿麦丸方　栝楼根二两　茯苓三两　薯蓣三两　附子一枚，炮　瞿麦一两

上五味，末之，炼蜜丸梧子大，饮服三丸，日三服。不知，增至七八丸，以小便利，腹中温为知。

小便不通畅患者，是由于体内有水邪停留，会感到非常口渴，应该用栝楼瞿麦丸来治疗。（方略）

将瓜蒌根、茯苓、薯蓣、附子、瞿麦这五味药，打成粉末，炼蜜制成如梧桐子大小的丸药，用水送服三丸，每日三次；如果没有起效的感觉，增加到七八丸，小便通畅，腹中温暖就是起效的表现。

小便不利，蒲（pú）灰散主之；滑石白鱼散、茯苓戎（róng）盐汤并主之。（11）

小便不通畅患者，可以根据病情，分别选用蒲灰散、滑石白鱼散、茯苓戎盐汤来治疗。

---

[1] 小便如粟状：小便排出粟状物。

[2] 弦急：拘急。

[3] 便血：此处指尿血。

[4] 若渴：徐镕本作"苦渴"，宜从。意思为口渴明显。

蒲灰散方　蒲灰七分　滑石三分

上二味，杵为散，饮服方寸匕，日三服。

滑石白鱼散方　滑石二分　乱发二分，烧　白鱼二分

上三味，杵为散，饮服半钱匕，日三服。

茯苓戎盐汤方　茯苓半斤　白术二两　戎盐弹丸大一枚

上三味，先将茯苓、白术煎成，入戎盐，再煎，分温三服。

渴欲饮水，口干舌燥者，白虎加人参汤主之方见中暍中。（12）

脉浮，发热，渴欲饮水，小便不利者，猪苓汤主之。（13）

猪苓汤方　猪苓去皮　茯苓　阿胶　滑石　泽泻各一两

上五味，以水四升，先煮四味，取二升，去滓，内胶烊（yáng）[1]消，温服七合，日三服。

蒲灰散方（方略），将蒲灰、滑石这两味药，捣成散剂，用水送服方寸匕，每日三次。

滑石白鱼散方（方略），将滑石、乱发、白鱼这三味药，捣成散剂，用水送服半钱匕，每日三次。

茯苓戎盐汤方（方略），将茯苓、白术、戎盐这三味药，先把茯苓、白术煎煮好，然后再放入戎盐一同煎煮，分三次温服。

患者口渴想要喝水，口干舌燥，应该用白虎加人参汤来治疗（白虎加人参汤方见于痉湿暍病篇中）。

患者脉浮，发热，口渴想要喝水，同时小便又不通畅，应该用猪苓汤来治疗。（方略）

将猪苓、茯苓、阿胶、滑石、泽泻这五味药，用四升水，先煮除阿胶之外的四味药，煎煮到还剩下二升的时候，去掉药渣，放入阿胶烊化，温服七合，每日三次。

---

[1]烊：烊化，中药煎煮的一种方法。将胶类药物放入水中或加入少许黄酒蒸化或已煎好的药液中溶化，再倒入已煎好的药液中和匀内服。

水气病脉证并治第十四

论七首　脉证五条　方八首

师曰：病有风水、有皮水、有正水、有石水、有黄汗。风水，其脉自浮，外证骨节疼痛，恶风；皮水，其脉亦浮，外证胕（fū）肿[1]，按之没指，不恶风，其腹如鼓，不渴，当发其汗；正水，其脉沉迟，外证自喘；石水，其脉自沉，外证腹满不喘；黄汗[2]，其脉沉迟，身发热，胸满，四肢头面肿，久不愈，必致痈脓。（1）

老师说：水气病有风水、皮水、正水、石水、黄汗五种。风水脉象是浮脉，症状表现有骨节疼痛，怕风；皮水的脉象也是浮脉，症状表现为皮肤水肿，用手按其皮肤，凹陷不起，不怕风，腹胀大如鼓，不口渴，应当用发汗的方法来治疗；正水的脉象是沉而迟的，症状表现为气喘；石水的脉象是沉脉，症状表现为腹部胀满而不喘；黄汗的脉象也是沉而迟的，身体发热，胸中胀满，四肢、头部及颜面都浮肿，如果很长时间没有治愈，皮肤就会出现痈脓。

脉浮而洪，浮则为风，洪则为气，风气相搏，风强[3]则为隐疹，身体为痒，痒为泄风[4]，久为痂癞（jiā lài）[5]；气强[6]则为水，难以俯仰。风气相击，身体洪肿，汗出乃愈。恶风则虚，此为风水；不恶风者，小便通利，上焦有寒，其口多涎，此为黄汗。（2）

脉浮而洪，脉浮是外感风邪，脉洪是素有水气，风邪与水气相互作用，如果风邪偏胜则皮肤上出现隐疹，身体瘙痒，称为泄风，瘙痒日久不愈（因搔抓破溃结痂，形成犹如癞疾的）"痂癞"；如果水气偏胜（就会呈现水气病的症状），身体难以俯仰。如果风和气都强，两相作用，全身浮肿，只要汗出就能痊愈。浮肿怕风是表虚，为风水；浮肿不怕风者，小便通利，是上焦虚寒，口水较多，是黄汗病。

---

[1] 胕肿：指皮肤浮肿，《素问·水热穴论篇》曰："上下溢于皮肤，故曰胕肿，胕肿者，聚水而生病也。"

[2] 黄汗：汗出色黄。

[3] 风强：指风邪盛。

[4] 泄风：瘾疹身痒的症状由风邪外泄所致，故曰泄风。

[5] 痂癞：风热在表，瘙痒不止，肌肤破溃结痂，犹如癞疾。

[6] 气强：气，指水气。气强，指水气盛。

寸口脉沉滑者，中有水气，面目肿大，有热，名曰风水。视人之目窠（kē）上微拥[1]，如蚕新卧起状，其颈脉[2]动，时时咳，按其手足上，陷而不起者，风水。（3）

寸口脉见沉滑的患者，是身体内有水邪停留，面目浮肿而发热，称为风水。看到患者两上眼睑微肿像蚕，又像刚睡醒的样子，颈部的脉管跳动明显，常常咳嗽，按其手或脚，皮肤凹陷而不起，为风水。

太阳病，脉浮而紧，法当骨节疼痛，反不疼，身体反重而酸，其人不渴，汗出即愈，此为风水。恶寒者，此为极虚，发汗得之。

渴而不恶寒者，此为皮水。

身肿而冷，状如周痹[3]，胸中窒（zhì），不能食，反聚痛，暮躁不得眠，此为黄汗，痛在骨节。

咳而喘，不渴者，此为脾胀，其状如肿，发汗即愈。

然诸病此者，渴而下利，小便数者，皆不可发汗。（4）

太阳病患者，脉浮而紧，按理应有骨节疼痛，但是却不疼，身体反而感到沉重酸楚，口不渴，用发汗的方法就可以治愈，这是风水。如果患者怕冷，是因为身体本来阳气不足，又发汗所致。

口渴而不怕冷者，为皮水。身体浮肿而冷，症状像周痹病，胸中闷塞，不能进食，关节反而凝聚疼痛，晚上躁扰不安，不能安睡者，为黄汗病，疼痛的部位在骨节。咳嗽而气喘，口不渴者，为脾胀，其症状像水肿，用发汗的方法就会痊愈。凡得这类病的患者，口渴而腹泻，小便频数，都不能用发汗的方法来治疗。

里水[4]者，一身面目黄肿[5]，其脉沉，小便不利，故令病水。假如小便自利，此亡津液，故令渴也。越婢加术汤主之方见下。（5）

皮水患者，全身头面眼部严重浮肿，脉沉，小便不通畅，故导致患者体内有水饮停留。如果小便通畅，这是（患者水虽去而）津液已伤，所以出现口渴，应该用越婢加术汤来治疗（越婢加术汤方见于后面的内容中）。

---

[1]目窠上微拥：目窠，指眼胞。拥，通"壅"，义同"肿"。目窠上微拥，指两眼胞微肿。

[2]颈脉：指足阳明人迎脉，在喉结两旁。

[3]周痹：病名，痹证的一种，以周身上下游走作痛为特点。

[4]里水：即皮水。风水在表，皮水在里，两者相对而言，故称皮水为里水。

[5]黄肿：《脉经》作"洪肿"。

趺阳脉当伏，今反紧，本自有寒，疝瘕[1]，腹中痛，医反下之，下之即胸满短气。（6）

趺阳脉应当是沉伏的，现在反而见紧象，这是患者体内本来有寒邪，如疝痛、癥瘕、腹中痛等，医生反而用苦寒攻下的方法（应当用温药），下后就会引起胸满、短气等。

趺阳脉当伏，今反数，本自有热，消谷，小便数，今反不利，此欲作水。（7）

趺阳脉应当是沉伏的，现在反而见数象，这是患者体内本来有热邪，消化能力强、小便频数，但现在小便反而不通畅，这是将要发生水气病的征兆。

寸口脉浮而迟，浮脉则热，迟脉则潜，热潜相搏，名曰沉。趺阳脉浮而数，浮脉即热，数脉即止，热止相搏，名曰伏。沉伏相搏，名曰水。沉则络脉虚，伏则小便难，虚难相搏，水走皮肤，即为水矣。（8）

寸口脉的脉象浮而迟，脉浮为风热之象，脉迟为阴寒内潜，风热与阴寒相互作用，热邪潜伏于阴寒之中，名为沉。趺阳脉的脉象浮而数，脉浮提示有热邪，脉数是卫气伏止于下，热与止相互作用，名为伏。沉和伏相互作用，名为水。沉为营血虚而络脉空虚，伏为阳气不化而小便不通畅，虚与难相互作用，致使水不循常道而泛溢于皮肤，则形成水气病。

寸口脉弦而紧，弦则卫气不行，即恶寒，水不沾流[2]，走于肠间。少阴脉紧而沉，紧则为痛，沉则为水，小便即难。（9）

寸口脉脉象弦而紧，脉弦提示卫气运行不畅，因而出现怕冷，水液不能循常道运行而流入肠间，形成水气病。少阴脉脉象紧而沉，脉紧提示疼痛，脉沉提示有水邪停留，因而小便困难。

脉得诸沉，当责有水，身体肿重。水病脉出[3]者，死。（10）

诊到沉脉，应当是有水邪停留，身体胀肿沉重。如果水气病的沉脉暴出而无根，属于难治的危证。

夫水病人，目下有卧蚕[4]，面目鲜泽，脉伏，其人消渴。病水腹大，小便不利，其脉沉绝者，有水，可下之。（11）

水气病患者，表现为下眼睑浮肿，像蚕趴在下眼皮上，颜面和眼睛肿且光亮润泽，脉伏，口渴，喝水也不解渴。水气病患者腹部胀大，小便不通畅，脉沉甚至很难摸到，这是体内有水邪停留，可以用攻下的方法来治疗。

---

[1] 疝瘕：病名。疝，指阴寒性的腹痛。瘕，指腹中积块，时聚时散，游走无定处之疾。

[2] 水不沾流：津液不能循常道运行。

[3] 脉出：指水气病之沉脉暴出而无根，上有而下绝无。

[4] 目下有卧蚕：指体内水湿滞留致眼胞浮肿，其形状如目卧蚕。

问曰：病下利后，渴饮水，小便不利，腹满阴肿[1]者，何也？答曰：此法当病水，若小便自利及汗出者，自当愈。（12）

提问：下利患者，口渴要喝水，小便不通畅，腹部胀满，前阴部肿，这是什么病？老师回答说：按照疾病的发展趋势，这会发生水气病，如果小便通畅且有汗出，自然会痊愈。

心水者，其身重而少气，不得卧，烦而躁，其人阴肿。（13）

（心阳不足，心火不能下交于肾，肾水失去心火的制约而上凌于而致）心受到水气侵凌的患者，身体感到沉重，少气无力，不能平卧，烦躁，阴部肿大。

肝水者，其腹大，不能自转侧，胁下腹痛，时时津液微生[2]，小便续通[3]。（14）

（肝失疏泄，水道不通所致）肝受到水气侵凌的患者，腹部膨大，不能随意转动身体，胁下腹部疼痛，口中时时微有津液，小便时而通畅时而不通畅。

肺水者，其身肿，小便难，时时鸭溏。（15）

（肺失通调，水湿泛溢所致）肺受到水气侵凌的患者，身体浮肿，小便困难，时常大便溏泄，像鸭子的大便，水粪夹杂而下。

脾水者，其腹大，四肢苦重，津液不生，但苦少气，小便难。（16）

（脾失运化，水湿内停所致）脾受到水气侵凌的患者，腹部膨大，四肢非常沉重，不能生成津液，仅感到少气无力，小便困难。

肾水者，其腹大，脐肿腰痛，不得溺，阴下湿如牛鼻上汗，其足逆冷，面反瘦。（17）

（肾阳不足，气不化水所致）肾受到水气侵凌的患者，腹部膨大，脐部肿胀，腰痛，小便不通畅，前阴部潮湿好像牛鼻子上的汗一样，足部冰冷，面部反而消瘦。

师曰：诸有水者，腰以下肿，当利小便；腰以上肿，当发汗乃愈。（18）

老师说：各种水气病患者，腰部以下水肿者，应当用利尿的方法来治疗；腰部以上浮肿者，应当用发汗的方法来治疗就会痊愈。

师曰：寸口脉沉而迟，沉则为水，迟则为寒，寒水相搏。趺阳脉伏，水谷不

老师说：寸口脉脉象沉而迟，脉沉提示有水邪，脉迟提示有虚寒，虚寒与水邪相互作用，

---

[1] 阴肿：指前阴肿大。

[2] 津液微生：指口中时时微微有津液。

[3] 小便续通：指小便时通时不通。

化，脾气衰则鹜溏，胃气衰则身肿。少阳[1]脉卑[2]，少阴脉细，男子则小便不利，妇人则经水不通；经[3]为血，血不利则为水，名曰血分。（19）

问曰：病有血分，水分，何也？师曰：经水前断，后病水，名曰血分，此病难治；先病水，后经水断，名曰水分，此病易治。何以故？去水，其经自下。（20）

问曰：病者苦水[4]，面目身体四肢皆肿，小便不利，脉之，不言水，反言胸中痛，气上冲咽，状如炙肉[5]，当微咳喘，审如[6]师言，其脉何类？

师曰：寸口脉沉而紧，沉为水，紧为寒，沉紧相搏，结在关元[7]，始时当微，年盛[8]不觉，阳衰[9]之后，营卫相干[10]，阳损阴盛，结寒微动，肾气上冲，喉咽塞噎，胁下急痛。医以为留饮而大下之，气击不去，其病不除。后重吐之，胃

脾胃虚弱。趺阳脉伏而不起，饮食物不能化生为营养物质，于是像鸭的大便水粪夹杂而下，胃气虚弱则全身浮肿。少阳脉沉弱无力，少阴脉脉象细，男子表现为小便不利，女子表现为月经不调；女子的月经是血液的一部分，经血不利就产生水肿，故称为血分。

提问：妇人病有血分、水分，如何分辨？老师回答说：月经先停，而后出现水肿者，叫作血分，这类病难治；先有水肿，而后出现停经者，叫作水分，这类病比较容易治疗。这是什么原因呢？因为祛除了水邪（阴寒的水邪消除之后，阳气恢复），月经自然就通畅了。

提问：水气病患者，颜面、眼睑、身体、四肢都浮肿，小便不通畅，诊脉时患者不说水肿，反而说胸中疼痛，感觉有气向上逆到咽喉，咽中好像有一块烤肉阻塞的感觉，应该有微微咳嗽气喘，如果真像老师所说的那样，患者脉象是怎样的？

老师回答说：寸口脉脉象沉而紧，脉沉提示有水邪，脉紧提示有虚寒，水邪和虚寒相互作用，凝结在下焦，开始的时候还比较轻微，而且正当年轻身体强壮，没有察觉，等到阳气逐渐衰弱以后，营卫失调，阳气衰损，阴气亢盛，凝结在下焦的水寒之邪微微窜动，肾中寒气向上冲，以致咽喉的气机不通畅，胁下拘急疼痛。医生以为是留饮而使用了峻烈的苦寒攻下药物，上

---

[1] 少阳：指手少阳三焦经"和髎（liáo）"穴部位之脉，在上耳角根之前，鬓（bìn）发之后，即耳门微前上方。少阳脉候三焦之气。

[2] 脉卑：指其脉按之沉而弱，表示营血不足。

[3] 经：即月经、经水、经血。

[4] 苦水：形容词活用作动词，作"患"或"为……所苦"解。苦水，指患水气病或为水气病所苦。

[5] 状如炙肉：形容咽中如有异物阻塞一样。

[6] 审如：审，助词。审如，诚如，果然如此之意。

[7] 关元：任脉穴，在脐下3寸，在此指下焦。

[8] 年盛：指人处于壮年时期。

[9] 阳衰：指女子五七、男子六八之阳明脉衰的时候。

[10] 营卫相干：干，触犯。营卫相干，指营卫相互触犯，营卫不相和谐。

家虚烦,咽燥欲饮水,小便不利,水谷不化,面目手足浮肿。又以葶苈丸下水,当时如小瘥,食饮过度,肿复如前,胸胁苦痛,象若奔豚,其水扬溢,则浮咳喘逆。当先攻击冲气,令止,乃治咳;咳止,其喘自瘥。先治新病,病当在后。(21)

冲的寒气不仅没有消除,正气反而因药物的攻伐过猛而受伤,因此病情没有缓解。后来又用涌吐的方法,反而使胃气虚损而烦闷,咽中干燥想喝水,小便不畅,饮食不消化,颜面、眼睑、手足浮肿。医生又给予葶苈丸攻逐水饮,浮肿略微减轻些,之后由于饮食过度,浮肿又像以前那么严重,胸胁部感到非常疼痛,病情像奔豚发作,水气向上泛溢,上迫于肺,而见咳嗽气喘。此时治疗应当先缓解气冲,使气冲停止,然后再治咳嗽;咳嗽消失时,气喘自然就好了。应该先治疗后出现的症状,原来的病证之后再治疗。

风水,脉浮身重,汗出恶风者,防己黄芪汤主之。腹痛者加芍药(22)。

防己黄芪汤方 方见湿病中。

风水患者,脉浮,身体沉重,出汗,怕风,应该用防己黄芪汤来治疗。如果有腹痛的加芍药。

风水恶风,一身悉肿,脉浮不渴,续自汗出,无大热,越婢汤主之。(23)

越婢汤方 麻黄六两 石膏半斤 生姜三两 大枣十五枚 甘草二两

上五味,以水六升,先煮麻黄,去上沫,内诸药,煮取三升,分温三服。恶风者加附子一枚,炮。风水加术四两《古今录验》。

风水患者,怕风,全身都浮肿,脉浮,口不渴,连续出汗,体表没有明显的发热,应该用越婢汤来治疗。(方略)

将麻黄、石膏、生姜、大枣、甘草这五味药,用六升水,先煮麻黄,去掉浮沫,再放入其他药物,煎煮到还剩下三升的时候,分三次温服。有怕风表现的患者加一枚炮附子。湿邪严重者加四两白术(出自《古今录验》)。

皮水为病,四肢肿,水气在皮肤中,四肢聂(niè)聂动[1]者,防己茯苓汤主之。(24)

防己茯苓汤方 防己三两 黄芪三两 桂枝三两 茯苓六两 甘草二两

上五味,以水六升,煮取二升,分温三服。

皮水患者,四肢浮肿,水邪流溢在皮肤中,四肢肌肉轻微颤动,应该用防己茯苓汤来治疗。(方略)

将防己、黄芪、桂枝、茯苓、甘草这五味药,用六升水,煎煮到还剩下二升的时候,分三次温服。

---

[1]四肢聂聂动:《集韵》:"聂,木叶动貌。"此处形容肌肤轻微颤动。

里水，越婢加术汤主之；甘草麻黄汤亦主之。（25）

越婢加术汤方 见上。于内加白术四两，又见脚气中。

甘草麻黄汤方 甘草二两　麻黄四两

上二味，以水五升，先煮麻黄，去上沫，内甘草，煮取三升，温服一升，重复汗出，不汗，再服。慎风寒。

皮水（属内里有热者），应该用越婢加术汤治疗；（没有里热表现，仅见浮肿，小便不利，无汗者），也应该用甘草麻黄汤治疗。（方略）

将甘草、麻黄这二味药，用五升水，先煮麻黄，去掉浮沫，放入甘草，煎煮到还剩下三升的时候，温服一升，并多盖几重被子使患者出汗，如果不出汗，就再次服用。整个过程中要注意防风御寒。

水之为病[1]，其脉沉小，属少阴[2]；浮者为风[3]，无水虚胀者，为气[4]。水，发其汗即已。脉沉者宜麻黄附子汤；浮者宜杏子汤。（26）

麻黄附子汤方 麻黄三两　甘草二两　附子一枚，炮

上三味，以水七升，先煮麻黄，去上沫，内诸药，煮取二升半，温服八分，日三服。

杏子汤方 未见，恐是麻黄杏仁甘草石膏汤。

风水和正水中，脉沉小者，属于肾阳不足（正水）；脉浮者，属于外感风邪（风水）。如果是没有水邪而出现腹部胀满者，是气胀（应与水气病相区别）。水气病，用发汗的方法就可以痊愈。脉沉（正水），可以用麻黄附子汤来治疗；脉浮（风水），可以用杏仁汤来治疗。（方略）

将麻黄、甘草、附子这三味药，用七升水，先煮麻黄，去掉浮沫，再放入其他的药物，煎煮到还剩下二升半的时候，温服八分，每日三次。

厥而皮水[5]者，蒲灰散主之方见消渴中。（27）

皮水兼见手脚冰冷的患者，应该用蒲灰散来治疗（蒲灰散方见于前面消渴小便利淋病篇中）。

---

[1]水之为病：此处概括指风水与正水。

[2]脉沉小，属少阴：脉象沉小，说明病在里；少阴，指足少阴肾。这里指肾阳不足，不能温化水气所引起的正水。

[3]浮者为风：脉象浮说明病位在表。这里指感受风邪而引起的风水。

[4]无水虚胀者为气：此属插笔，用以说明气胀与水气病的不同。无水，指腹满不由腹水而起；虚胀是因虚气郁，因郁而胀，症见腹部虚浮胀满，但无按之没指、小便不利等症状。

[5]厥而皮水：指皮水兼见四肢厥冷的症状，由水邪外溢、痹阻阳气所致。

问曰：黄汗之为病，身体肿一作重，发热汗出而渴，状如风水，汗沾衣，色正黄如柏（bò）汁[1]，脉自沉，何从得之？师曰：以汗出入水中浴，水从汗孔入得之，宜芪芍桂酒汤主之。（28）

黄芪芍药桂枝苦酒汤方 黄芪五两　芍药三两　桂枝三两

上三味，以苦酒一升，水七升，相和。煮取三升，温服一升，当心烦，服至六七日乃解。若心烦不止者，以苦酒阻故也一方以美酒醯（xī）[2]代苦酒。

提问：黄汗的典型症状是身体浮肿（另一个版本中写作"重"字），发热，汗出，口渴，症状与风水类似，汗出黏而沾衣，颜色正黄好像黄柏汁，脉沉，此病是如何引起的？老师回答说：这是因为出汗后，汗未干便入水中洗澡，水湿之邪由汗孔进入人体而得病，应该用芪芍桂酒汤来治疗。（方略）

将黄芪、芍药、桂枝这三味药，用一升醋，七升水，混合均匀。煎煮到还剩下三升的时候，温服一升，服药后会感觉到心中烦热，服到六七天后烦热的症状就能缓解了。如果烦热不止，是因为醋酸敛阻滞的缘故（另一个方子以红醋代替米醋）。

黄汗之病，两胫（jìng）自冷；假令发热，此属历节。食已汗出，又身常暮卧盗汗出者，此劳气也。若汗出已反发热者，久久其身必甲错；发热不止者，必生恶（è）疮。

若身重，汗出已辄轻者，久久必身，瞤瞤即胸中痛，又从腰以上必汗出，下无汗，腰髋弛痛[3]，如有物在皮中状，剧者不能食，身疼重，烦躁，小便不利，此为黄汗，桂枝加黄芪汤主之。（29）

桂枝加黄芪汤方 桂枝三两　芍药三两　甘草二两　生姜三两　大枣十二枚　黄芪二两

黄汗患者，（虽然身体发热，但）小腿局部应是冷的；如果小腿发热，这就属于历节了。患者晚饭后出汗，还常常晚上盗汗，是虚劳的表现。如果出汗后，身热依旧存在（一般认为出汗会带走身体的热量，所以发热患者出汗后体温一般会降低），时间久了就会出现皮肤干燥粗糙，像鱼的鳞片一样；如果发热一直迁延不止，必定会发为恶疮、痈脓。

患者如果身体沉重，汗出后感觉轻快，时间久了便会出现肌肉瞤动，继而出现胸中疼痛，又有出汗仅见于上半身，而腰以下无汗，腰髋部肌肉松弛无力且疼痛，像有虫在皮肤中爬行一样，病情严重时不能进食，全身沉重疼痛，烦躁，小便不通畅，这是黄汗病，应该用桂枝加黄芪汤治疗。（方略）

将桂枝、芍药、甘草、生姜、大枣、黄芪

---

[1] 柏汁：即黄柏汁。

[2] 美酒醯：一种醋。

[3] 腰髋弛痛：指腰髋部肌肉松弛无力且疼痛。

上六味，以水八升，煮取三升，温服一升，须臾[1]饮热稀粥一升余，以助药力，温服取微汗；若不汗，更服。

这六味药，用八升水，煎煮到还剩下三升的时候，温服二升，过一会儿再喝一升多热粥，来帮助发挥药力，温服是为了促使微微出汗；如果不出汗，就继续服药。

师曰：寸口脉迟而涩，迟则为寒，涩为血不足。趺阳脉微而迟，微则为气，迟则为寒，寒气不足[2]，则手足逆冷；手足逆冷，则荣卫不利；荣卫不利，则腹满胁[3]鸣相逐；气转膀胱，荣卫俱劳[4]，阳气不通即身冷，阴气不通即骨疼[5]；阳前通则恶寒，阴前通则痹不仁[6]；阴阳相得，其气乃行，大气[7]一转，其气乃散；实则失气，虚则遗尿，名曰气分。（30）

老师说：寸口脉脉象迟而涩，脉迟提示虚寒，脉涩提示血虚；趺阳脉脉象微而迟，脉微提示气虚，脉迟提示虚寒，阳气不足，内生寒气则手足冰冷，荣卫不通，腹满、肠鸣相继出现；邪气侵入膀胱（气化功能受损），则荣卫俱病，阴阳不通，便会身冷、骨节疼痛，继而恶寒、肌肤麻木不仁；阴阳平衡协调，气机才能畅达，气行则水行，水气亦会随之消散（上述为气分失调所致的水气病的病状及治疗，但气分病也有虚实之分），若是（因寒气郁结所导致的腹中气机阻滞不通而）多见矢气，属气实，若是（因肾阳虚衰所见的肾气不固则）病见遗尿，属气虚，称为气分病。

气分，心下坚，大如盘，边如旋杯，水饮所作，桂枝去芍药加麻辛附子汤主之。（31）

气分病患者，心下痞硬，如盘子大小，边缘像旋转的杯子一样厚，这是水饮积聚引起的，应该用桂枝去芍药加麻辛附子汤来治疗。（方略）

桂枝去芍药加麻辛附子汤方 桂枝三两 生姜三两 甘草二两 大枣十二枚 麻黄二两 细辛二两 附子一枚，炮

将桂枝、生姜、甘草、大枣、麻黄、细辛、附子这七味药，用七升水，先煮麻黄，去掉浮沫，再放入其他药物，煎煮到还剩下二升的时候，分三次温服，服后应该出汗，自觉像有虫在子皮肤中爬行，病就会痊愈。

---

[1]须臾：指一会儿。

[2]寒气不足：指阳气不足而有寒。

[3]胁：俞桥版本中写作"肠"，按照文中的意思，应该是肠的意思。

[4]荣卫俱劳：指荣卫俱病。

[5]阳气不通即身冷，阴气不通即骨疼：互文笔法，即阴阳不通，则出现身冷、骨节疼痛的症状。

[6]阳前通则恶寒，阴前通则痹不仁：前，古假借作"剪"；前通，即断绝流通之意。本句语法同上句，即阴阳阻断不通，则出现恶寒、麻木不然的症状。

[7]大气：指积于胸中的宗气，有推动呼吸、促进血液运行的作用。

上七味，以水七升，煮麻黄，去上沫，内诸药，煮取二升，分温三服，当汗出，如虫行皮中，即愈。

心下坚，大如盘，边如旋盘，水饮所作，枳术汤主之。（32）

枳术汤方 枳实七枚　白术二两

上二味，以水五升，煮取三升，分温三服，腹中软即当散也。

心下痞硬如盘子大小，边缘像放置的盘子一样厚，这也是水饮积聚引起的，应该用枳术汤来治疗。（方略）

将枳实、白术这二味药，用五升水，煎煮到还剩下三升的时候，分三次温服，服后如果腹部由坚硬变为柔软，这是水气消散的征象。

附方

《外台》防己黄芪汤：治风水，脉浮为在表，其人或头汗出，表无他病，病者但下重，从腰以上为和，腰以下当肿及阴，难以屈伸。方见风湿中。

黄疸病脉证并治第十五

论二首　脉证十四条　方七首

寸口脉浮而缓，浮则为风，缓则为痹。痹非中风，四肢苦烦，脾色必黄[1]，瘀热以行。（1）

寸口脉脉象浮缓，脉浮提示有风邪，脉缓揭示湿邪闭阻。湿邪闭阻与中风病不同，四肢非常烦重不适，脾生湿热，郁于血分，身体发黄（湿热郁闭于脾，四肢肌肉失去濡养，而脾又为运化之枢纽，湿热郁滞则无从排泄，日久必波及血分，随血夹瘀运行至全身，导致黄疸病）。

跌阳脉紧而数，数则为热，热则消谷[2]，紧则为寒，食即为满。尺脉浮为伤肾，跌阳脉紧为伤脾[3]。风寒相搏，

跌阳脉紧而数，脉数提示内有热，胃热则容易消化；脉紧提示脾有寒湿，（运化功能不足，故）进食后腹中胀满。尺脉浮说明肾虚阳浮，跌阳脉紧说明寒气伤脾。风寒之邪相互作用，进食

---

[1]脾色必黄：黄是脾的本色，湿邪久郁化热，熏蒸于外，导致脾色外露，因而发生黄疸。

[2]消谷：指胃中有热，消谷善饥。

[3]尺脉浮为伤肾，跌阳脉紧为伤脾：此为插笔，指出女劳疸与谷疸在病因及病位上的区别。尺脉浮为肾虚，是女劳疸的病因；跌阳脉紧为脾湿，是谷疸的成因。

食谷即眩，谷气不消，胃中苦浊[1]，浊气下流，小便不通，阴被其寒，热流膀胱，身体尽黄，名曰谷疸（dǎn）。

额上黑，微汗出，手足中热，薄暮即发，膀胱急，小便自利，名曰女劳疸；腹如水状不治。

心中懊侬（ào náo）而热，不能食，时欲吐，名曰酒疸。（2）

阳明病，脉迟者，食难用饱，饱则发烦头眩，小便必难，此欲作谷疸。虽下之，腹满如故，所以然者，脉迟故也。（3）

夫病酒黄疸，必小便不利，其候心中热，足下热，是其证也。（4）

酒黄疸者，或无热，靖（jìng）言了了[2]，腹满欲吐，鼻燥，其脉浮者先吐之，沉弦者先下之。（5）

酒疸，心中热，欲呕者，吐之愈。（6）

酒疸下之，久久为黑疸[3]，目青面黑，心中如啖蒜齑（jī）状[4]，大便正

后就会感觉头目昏眩，食物不能消化，胃中被湿热所困，湿热之邪下传膀胱，则会引起小便不通畅，足太阴脾受寒湿，同时胃热下传膀胱，故而出现全身发黄，称为谷疸。

如果额部发黑，每到傍晚即出现微汗出、手足心发热、小腹拘急不适，但小便尚通畅，叫作女劳疸，如果出现腹中胀满，像有腹水，则病难治。

如果胃脘部嘈杂烦热，不能饮食，并且时时感觉恶心想吐，称为酒疸。

阳明病患者，脉迟，进食不敢吃饱，吃饱后心中烦躁，头目昏眩，小便一定会困难，这是将要发展为谷疸。此时若用攻下的方法，腹满的症状并不会缓解，之所以这样，是因为脉迟（说明脾阳虚而内有寒湿，当禁用苦寒攻下的方法）。

酒疸患者，必定会小便不通畅，症见有心中烦热，脚底发热，这些都是其典型症状。

酒疸患者，有的没有烦热的症状，反而安静少言，腹部胀满欲吐，鼻中干燥，脉浮者，先用催吐的方法；脉沉弦者，先用攻下的方法治疗。

酒疸患者，心中烦热，想呕吐，用催吐的方法就会痊愈。

患酒疸后，误用攻下的方法，长时间没有好转，逐渐发展为黑疸，患者面目青黑，心中

---

[1]胃中苦浊：胃中湿热过甚。

[2]靖言了了：指安静少言，说明无烦躁、谵语等症。

[3]黑疸：中医病名，为黄疸病日久不愈的一种转归，以面目青黑、心中灼热、大便色黑、皮肤麻木不仁为主症。

[4]心中如啖蒜齑状：啖，吃；齑，指切碎的姜、蒜、韭菜之类。全句指心中灼热不适，犹如吃了捣碎的大蒜一般。

黑，皮肤爪之不仁[1]，其脉浮弱，虽黑微黄，故知之。（7）

灼热不适，如同吃了大蒜一般，大便色黑，肌肤麻木不仁，即便抓挠也没有感觉，脉浮而无力，患者面色虽然发黑，但微微透出黄色，所以可知此病是由黄疸演变而来的。

师曰：病黄疸，发热烦喘，胸满口燥者，以病发时火劫其汗[2]，两热所得。然黄家所得，从湿得之。一身尽发热而黄，肚热[3]，热在里，当下之。（8）

老师说：黄疸患者，发热，心烦，气喘，胸中满闷，口中干燥，这是因为病发时误用火攻的方法（如烧针、温针、熨法等）强迫发汗所造成的，黄疸本就是因湿热而起，现在又用了火攻的方法，两热相合，故而病情加重。然而黄疸病的发生还与湿有关。（湿热相合，所以会出现）全身发热且皮肤发黄，腹中热，说明热在里，应该用攻下的方法来治疗。

脉沉，渴欲饮水，小便不利者，皆发黄。（9）

患者脉沉，自觉口渴想喝水，小便不通畅（湿热郁滞在里，无从排出），最终都会得黄疸病。

腹满，舌痿黄[4]，燥不得睡，属黄家舌痿疑作身痿。（10）

腹部胀满，身发黄而不润泽，躁烦不得安睡，这是黄疸病患者（舌痿怀疑是"身痿"的误写）。

黄疸之病，当以十八日为期，治之十日以上瘥，反剧者为难治。（11）

黄疸这种病，应该在十八天左右就能痊愈（脾主每个季节的最后十八天，黄疸与脾相关，所以黄疸病程以十八天为一个周期）。如果经过治疗，病情能在十日左右好转（说明正能胜邪），预后较好；如果反而病情加剧，说明预后不良。

疸而渴者，其疸难治；疸而不渴者，其疸可治。发于阴部[5]，其人必呕；阳部[6]，其人振寒而发热也。（12）

黄疸且口渴的患者，其病难治；黄疸而不渴的患者，其病易治。黄疸发于脏腑之里的，患者必然会出现呕吐；发于表的，则会寒战而发热。

---

[1] 皮肤爪之不仁：指肌肤麻木不仁。

[2] 火劫其汗：指用熨、熏、灸等火攻之法强迫发汗。

[3] 肚热：指腹中热。

[4] 舌痿黄：舌，《医宗金鉴》作"身"字解；痿黄，即萎黄，指身体发黄而不润泽。

[5] 阴部：指脏腑之里。

[6] 阳部：指躯体之表。

谷疸之为病，寒热不食，食即头眩，心胸不安，久久发黄为谷疸，茵陈蒿（hāo）汤主之。（13）

茵陈蒿汤方　茵陈蒿六两　栀子十四枚　大黄二两

上三味，以水一斗，先煮茵陈，减六升，内二味，煮取三升，去滓，分温三服。小便当利，尿如皂角汁状，色正赤，一宿腹减，黄从小便去也。

黄家日晡所发热，而反恶寒，此为女劳得之；膀胱急，少腹满，身尽黄，额上黑，足下热，因作黑疸，其腹胀如水状，大便必黑，时溏，此女劳之病，非水也。腹满者难治。硝石矾石散主之。（14）

硝石矾石散方　硝石　矾石烧，等分

上二味，为散，以大麦粥汁和服方寸匕，日三服。病随大小便去，小便正黄，大便正黑，是候也。

酒黄疸，心中懊侬或热痛，栀子大黄汤主之。（15）

栀子大黄汤方　栀子十四枚　大黄一两　枳实五枚　豉一升

谷疸的典型表现是恶寒发热，不欲饮食，勉强进食则头目晕眩，胸中烦闷不安，久而久之，逐渐出现全身发黄，发展为谷疸，应该用茵陈蒿汤来治疗。（方略）

将茵陈蒿、栀子、大黄这三味药，用一斗水，先煮茵陈，等到水减少六升的时候，再放入其他两味药物，煎煮到还剩下三升的时候，去掉药渣，分三次温服。服药后，小便应当通畅，并且尿色应当如皂角汁一样，发红发褐。第二天，腹满应当有所减轻，因为湿热之邪随小便而泄出。

黄疸患者下午3～5点会出现发热，若不发热而反见恶寒，是由于房劳伤肾所引起的；小腹拘急胀满，全身发黄，额部发黑，足心发热，将要转变为黑疸，患者若见腹部胀满像有腹水的样子，大便发黑且便溏，都是女劳疸引起的，并非水气病。出现这种腹满，病就难治了。女劳疸，应该用硝石矾石散来治疗。（方略）

将硝石、矾石这二味药，打成散剂，用大麦粥汁调和服用一方寸匕，每日三次。病邪当随大小便而排出，小便黄，大便黑，说明邪有所出，是正常现象。

酒疸患者，胃脘部位嘈杂或有疼痛、发热，应该用栀子大黄汤来治疗。（方略）

将栀子、大黄、枳实、豉这四味，用六升水，煎煮到还剩下二升的时候，分三次温服。

上四味，以水六升，煮取二升，分温三服。

诸病黄家，但利其小便；假令脉浮，当以汗解之，宜桂枝加黄芪汤主之方见水气病中。（16）

大多数黄疸患者，只需要通利小便即可；假如患者脉浮（出现发热、汗出等表证），应该用发汗的方法来缓解，可以用桂枝加黄芪汤来治疗（桂枝加黄芪汤方见于水气病篇中）。

诸黄，猪膏发煎主之。（17）

猪膏发煎方 猪膏[1]半斤 乱发如鸡子大，三枚

上二味，和膏中煎之，发消药成，分再服，病从小便出。

各种发黄（因津枯肠燥而使大便秘结者），应该用猪膏发煎来治疗。（方略）

将猪膏、乱发这二味药，将乱发放入油脂膏中同煎，待乱发化掉，药就煎好了，分两次服用，病邪当随大小便而出。

黄疸病，茵陈五苓散主之一本云茵陈汤及五苓散并主之。（18）

茵陈五苓散方 茵陈蒿末十分 五苓散五分

上二物和，先食饮方寸匕，日三服。

黄疸患者（若见身黄肢倦，食少脘闷，身重便溏，小便不利等症，说明病属湿热为患，且湿邪较重），应该用茵陈五苓散主治（另一种版本认为应该用茵陈蒿汤和五苓散来治疗）。（方略）

将茵陈蒿末、五苓散这两味药，混合均匀，在饭前服用一方寸匕，每日三次。

黄疸腹满，小便不利而赤，自汗出，此为表和里实，当下之，宜大黄硝石汤。（19）

黄疸患者，腹部胀满，小便不通畅且颜色发黄，自汗出，这是表无病而内有湿热壅滞的缘故，应当用攻下的方法来治疗，可以用大黄硝石汤。（方略）

将大黄、黄柏、硝石、栀子这四味药，用

---

[1] 猪膏：即猪的油脂，有润燥清热的功效。

大黄硝石汤方 大黄　黄柏　硝
石各四两　栀子十五枚

上四味，以水六升，煮取二升，去滓，内硝，更煮取一升，顿服。

六升水，先煮除硝石以外的三味药，煎煮到还剩下二升的时候，去掉药渣，然后放入硝石，再煎煮到还剩下一升的时候，一次服完。

黄疸病，小便色不变，欲自利，腹满而喘，不可除热，热除必哕。哕者，小半夏汤主之方见痰饮中。（20）

黄疸患者，小便颜色正常，大便通利，（内无实热，此时若见）脘腹胀满而气喘（脾胃虚寒），不可以用攻下的方法清热，误用苦寒攻下，必定重伤中阳，导致胃气上逆，而致呃逆。呃逆患者，应该用小半夏汤来治疗（小半夏汤方见于痰饮咳嗽病篇中）。

诸黄，腹痛而呕者，宜柴胡汤必小柴胡汤方见呕吐中。（21）

黄疸患者，腹痛且呕吐，可选用柴胡汤类来治疗（必是指小柴胡汤，小柴胡汤方见于呕吐哕下利病篇中）。

男子黄[1]，小便自利，当与虚劳小建中汤方见虚劳中。（22）

黄疸患者，小便通畅（说明内无湿热，可能是脾胃虚弱，肌肤失养所引起的虚黄证），应该用治疗虚劳病的小建中汤来治疗（小建中汤方见于血痹虚劳病篇中）。

附方

瓜蒂汤： 治诸黄。方见暍病中。

《千金》麻黄醇酒汤： 治黄疸。

麻黄三两

上一味，以美清酒五升，煮取二升半，顿服尽。冬月用酒，春月用水煮之。

---

[1] 黄：结合后面的"小便自利"，可以判断出处之"黄"应属脾胃气血虚弱的虚黄证。

惊悸吐衄下血胸满瘀血病脉证治第十六

脉证十二条　方五首

寸口脉动[1]而弱，动即为惊，弱则为悸。（1）

寸口脉象动摇不宁且软弱无力，脉动缘于惊狂不安，脉弱则由于心悸不宁。

师曰：尺脉浮，目睛晕黄[2]，衄未止。晕黄去，目睛慧了[3]，知衄今止。（2）

老师说：尺部脉浮，视物昏黄不清，说明鼻出血尚未停止；待视物昏黄现象消失，重又视物清晰，说明鼻出血已经停止。

又曰：从春至夏衄者太阳，从秋至冬衄者阳明。（3）

又说：春夏季的鼻出血多由太阳表热证所致，秋冬季的鼻出血则多是由阳明里热引起。

衄家[4]不可汗，汗出必额上陷脉[5]紧急，直视不能眴（shùn）[6]，不得眠。（4）

平素经常流鼻血的患者不可用发汗的方法，否则汗出后会引起额上两侧的经脉拘急，两眼直视而眼球不能正常转动，并且不得安眠。

病人面无色，无寒热。脉沉弦者，衄；浮弱，手按之绝者，下血；烦咳[7]者，必吐血。（5）

患者面无血色，不发热恶寒。脉沉弦的患者，会发生鼻出血；脉浮弱，重按就像要消失一般的患者，会出现便血；剧烈咳嗽的患者，则必定会咳血。

---

[1]脉动：指脉搏跳动如豆粒转动一般，多是由于受惊恐等外界刺激后，心神无依，气血逆乱所引起。

[2]目睛晕黄：一指医生所见，眼睛浑浊黄暗；一指患者自觉视物昏黄不清。此处为后者。

[3]目睛慧了：指视物清晰明了。

[4]衄家：指经常鼻出血的人。

[5]陷脉：指额部两旁凹陷处（太阳穴）的动脉。

[6]眴：指眼球转动。

[7]烦咳：指剧烈咳嗽。

夫吐血，咳逆上气，其脉数而有热，不得卧者，死。（6）

患者咳血，伴有咳嗽、气喘，脉象数且发热，不能安卧，预后不良。

夫酒客咳者，必致吐血，此因极饮过度所致也。（7）

长期喝酒的人，如果咳嗽，必然会引发吐血（也有人认为是咳血），这是因为饮酒过度而导致气血逆乱的缘故。

寸口脉弦而大，弦则为减，大则为芤，减则为寒，芤则为虚，寒虚相击，此名曰革，妇人则半产漏下，男子则亡血。（8）

寸口脉象弦而大，弦脉重按减弱，大脉按之中空如芤脉，重按减弱的弦脉提示寒证，大而中空的芤脉提示虚证，弦脉芤脉之象并见，称为革脉。妇人见革脉多有小产、漏下，男子见革脉多有亡血。

亡血不可发其表，汗出即寒栗（lì）而振。（9）

大失血的患者，不可用发汗解表的方法，否则汗出后会怕冷、寒战。

病人胸满，唇痿舌青，口燥，但欲漱（shù）水不欲咽，无寒热，脉微大来迟[1]，腹不满，其人言我满，为有瘀血。（10）

患者胸中胀满，唇舌干枯、发青，口中干燥，只想用水漱口而并不想喝下去，不恶寒发热，脉涩，腹部看起来没有胀大，但患者自觉胀满不舒服，这都是有瘀血的表现。

病者如热状，烦满，口干燥而渴，其脉反无热，此为阴伏[2]，是瘀血也，当下之。（11）

患者自觉发热，心烦，胸腹胀满，口中干燥并口渴，但脉象显示没有热象，这是热伏于阴分，是瘀血阻滞于内所导致的，应该用攻下瘀血的方法来治疗。

---

[1]脉微大来迟：指脉象虽大，但脉势不足，往来迟缓艰涩，相当于今之涩脉。

[2]阴伏：指热伏于阴分，此处指瘀血阻滞于内。

火邪[1]者，桂枝去芍药加蜀漆牡蛎龙骨救逆汤主之。（12）

桂枝救逆汤方 桂枝三两，去皮 甘草二两，炙 生姜三两 牡蛎五两，熬 龙骨四两 大枣十二枚 蜀漆三两，洗去腥

上为末，以水一斗二升，先煮蜀漆，减二升，内诸药，煮取三升，去滓，温服一升。

误用火劫发汗（导致心阳损伤，心神浮越，而见心悸、惊狂、卧起不安等症），应该用桂枝去芍药加蜀漆牡蛎龙骨救逆汤来治疗。（方略）

将桂枝、甘草、生姜、牡蛎、龙骨、大枣、蜀漆打碎成粉末，用一斗二升水，先煮蜀漆，煎煮到水减少二升的时候，再放入其他药物，再煎煮到还剩下三升的时候，去掉药渣，温服一升。

心下悸[2]者，半夏麻黄丸主之。（13）

半夏麻黄丸方 半夏 麻黄等分

上二味，末之，炼蜜和丸小豆大，饮服三丸，日三服。

（由水饮所致的）心下悸动不安的患者，应该用半夏麻黄丸来治疗。（方略）

将半夏、麻黄这二味药，打碎成粉末，炼蜜做成小豆大小的药丸，用水送服三丸，每日三次。

吐血不止者，柏叶汤主之。（14）

柏叶汤方 柏叶 干姜各三两 艾三把

上三味，以水五升，取马通汁一升，合煮取一升，分温再服。

吐血日久不止的患者，应该用柏叶汤来治疗。（方略）

将柏叶、干姜、艾这三味药，用五升水，再用一升马通汁，一起煎煮到还剩下一升的时候，分两次温服。

下血，先便后血，此远血[3]也，黄土汤主之。（15）

黄土汤方 甘草 干地黄 白术 附子炮 阿胶 黄芩各三两 灶中黄土半斤

便血，先有大便后出血的，是远血（由于脾气虚寒引起），应该用黄土汤来治疗。（方略）

将甘草、干地黄、白术、附子、阿胶、黄芩、灶中黄土这七味药，用八升水，煎煮到还剩下三升的时候，分两次温服。

---

[1] 火邪：即火劫，指误用烧针、火熏、艾灸等方法强迫发汗。

[2] 心下悸：指心下悸动不安，由中阳不足、心下有停饮所致。

[3] 远血：仲景将下血分为远血、近血两类。若先便后血，血来自直肠以上的部位，称为远血。

上七味，以水八升，煮取三升，分温
二服。

下血，先血后便，此近血[1]也，赤
小豆当归散主之方见狐惑中。（16）

心气不足[2]，吐血，衄血，泻心汤
主之。（17）

泻心汤方 亦治霍（huò）乱。

大黄二两　黄连一两　黄芩一两

上三味，以水三升，煮取一升，顿
服之。

便血，先出血然后有大便的，是近血（由于
湿热蕴结大肠所致），应该用赤小豆当归散来治疗
（赤小豆当归散方见于百合狐惑阴阳毒病篇中）。

（邪火亢盛导致）心烦不安、吐血、衄血的
患者，应该用泻心汤来治疗。（方略）

将大黄、黄连、黄芩这三味药，用三升水，
煎煮到还剩下一升的时候，一次服完。

呕吐哕下利病脉证治第十七

论一首　脉证二十七条　方二十三首

夫呕家有痈脓，不可治呕，脓尽自
愈。（1）

先呕却渴者，此为欲解[3]。先渴却
呕者，为水停心下，此属饮家[4]。

呕家本渴，今反不渴者，以心下有支
饮故也，此属支饮。（2）

频繁呕吐的人（如果是因为体内有痈脓所
致），不可止呕，待痈脓吐尽，呕吐便会自然
停止了。

先有呕吐后出现口渴的患者，是痰饮病将要
痊愈的征兆。若是先有口渴后出现呕吐的患者，
则说明有水饮停于心下，这种情况属于痰饮病。

经常呕吐的人按理应当口渴，现在反而不
渴的患者，是因为心下胃脘部有水饮停留的缘
故，属于痰饮病的范畴。

---

[1]近血：失血后便，称为近血。

[2]心气不足：《备急千金要方》改作"心气不定"，可作参考。

[3]先呕却渴者，此为欲解：胃有停饮所致呕吐，因呕后水饮尽去，胃阳恢复而出现口渴，是病将要变好的现象。

[4]先渴却呕者，为水停心下，此属饮家：胃有停饮，水饮内停，气化受阻，津液不能上承，所以口渴；因
口渴而饮水，饮聚不化，必上泛而呕吐，故曰"此属饮家"。

问曰：病人脉数，数为热，当消谷引食，而反吐者，何也？师曰：以发其汗，令阳微，膈（gé）气[1]虚，脉乃数，数为客热[2]，不能消谷，胃中虚冷故也。

脉弦者，虚也。胃气无余，朝食暮吐，变为胃反[3]。寒在于上，医反下之，今脉反弦，故名曰虚。（3）

寸口脉微而数，微则无气[4]，无气则荣虚，荣虚则血不足，血不足则胸中冷[5]。（4）

跌阳脉浮而涩，浮则为虚，涩则伤脾，脾伤则不磨，朝（zhāo）食暮吐，暮食朝吐，宿谷不化，名曰胃反。脉紧而涩，其病难治。（5）

病人欲吐者，不可下之。（6）

哕而腹满，视其前后[6]，知何部不利，利之即愈。（7）

提问：患者脉数，脉数提示有热，按理应当食欲大增，容易消化食物，现反而出现呕吐，这是什么原因呢？老师回答说：因为误用发汗的方法，使中阳虚衰，宗气不足（阳虚而浮），故出现数脉，这种数脉是假热的表现，不能消化食物，这是胃中虚寒的缘故。

弦脉，也可能是由于内虚，胃中阳气虚衰，早上吃的东西到了晚上就吐出来，成为胃反病。本有中焦的虚寒，医生却误用攻下的方法，现在脉反而弦，说明寒象更重了。

寸口脉脉象微而数，脉微提示卫气不足，卫气不足则营气随之而虚，营气虚则血不足，血不足则会导致胸中寒冷。

跌阳脉脉象浮而且涩，脉浮提示胃气虚，脉涩提示脾气虚，脾气虚则不能正常消化食物，早晨吃进去的食物而晚上吐出，晚上吃进去的食物而早上吐出，并且吐出的都是还没消化的食物，这种病就叫作胃反。如果脉象是紧而涩的，病就难治。

患者感觉想呕吐，不可以用攻下的方法（患者欲吐，说明病位在上，若用攻下的方法，反而容易引邪入里）。

呃逆并且腹部胀满，应该审查大小便情况，了解究竟是大便秘结还是小便不通引起的，只要通利大小便，呃逆就会痊愈。

---

[1]膈气：指胸中宗气。
[2]客热：指虚热、假热。
[3]胃反：中医病名，此处指朝食暮吐，暮食朝吐，宿谷不化之证。
[4]无气：指无卫气，即卫气不足。
[5]胸中冷：指气血不足，则宗气亦虚，故胸中冷。
[6]前后：指大小便。

呕而胸满者，茱萸汤主之。（8）

茱萸汤方 吴茱萸一升　人参三两　生姜六两　大枣十二枚

上四味，以水五升，煮取三升，温服七合，日三服。

呕吐且胸中胀满的患者，应该用茱萸汤来治疗。（方略）

将吴茱萸、人参、生姜、大枣这四味药，用五升水，煎煮到还剩下三升的时候，温服七合，每日三次。

干呕[1]，吐涎沫[2]，头痛者，茱萸汤主之。（9）

患者干呕，口吐涎沫，头痛，应该用茱萸汤来治疗。

呕而肠鸣，心下痞者，半夏泻心汤主之。（10）

半夏泻心汤方 半夏半升，洗　黄芩三两　干姜三两　人参三两　黄连一两　大枣十二枚　甘草三两，炙

上七味，以水一斗，煮取六升，去滓，再煮取三升，温服一升，日三服。

患者呕吐，同时伴有肠鸣，心下痞塞满闷，应该用半夏泻心汤来治疗。（方略）

将半夏、黄芩、干姜、人参、黄连、大枣、甘草这七味药，用一斗水，煎煮到还剩下六升的时候，去掉药渣，再煎煮到还剩下三升的时候，温服一升，每日三次。

干呕而利者，黄芩加半夏生姜汤主之。（11）

黄芩加半夏生姜汤方 黄芩三两　甘草二两，炙　芍药二两　半夏半升　生姜三两　大枣十二枚

上六味，以水一斗，煮取三升，去滓，温服一升，日再夜一服。

患者干呕，同时伴有下利，应该用黄芩加半夏生姜汤来治疗。（方略）

将黄芩、甘草、芍药、半夏、生姜、大枣这六味药，用一斗水，煎煮到还剩下三升的时候，去掉药渣，温服一升，白天服两次，夜晚服一次。

[4]干呕：指有声无物之呕。

[5]吐涎沫：指口吐清稀痰涎白沫。

诸呕吐，谷不得下者，小半夏汤主之
方见痰饮中。（12）

各种呕吐以致吃不下东西的患者，应该用小半夏汤来治疗（小半夏汤方见于痰饮咳嗽病篇中）。

呕吐而病在膈上，后思水者，解，急与之。思水者，猪苓散主之。（13）

猪苓散方 猪苓 茯苓 白术各等分

上三味，杵为散，饮服方寸匕，日三服。

患者由于膈上有痰饮而引起呕吐，吐后想要喝水，说明疾病将愈，赶紧让其喝水。如果喝水后依然渴欲饮水的患者（说明急与之之后又有新饮形成停留），应该用猪苓散来治疗。（方略）

将猪苓、茯苓、白术这三味药，捣成散剂，用水送服一方寸匕，每日三次。

呕而脉弱，小便复利，身有微热，见厥者，难治，四逆汤主之。（14）

四逆汤方 附子一枚，生用 干姜一两半 甘草二两，炙

上三味，以水三升，煮取一升二合，去滓，分温再服。强人可大附子一枚，干姜三两。

患者呕吐而脉弱无力，小便通利，身体微发热，但手脚冰凉，比较难治，应该用四逆汤来治疗。（方略）

将附子、干姜、半甘草这三味药，用三升水，煎煮到还剩下一升二合的时候，去掉药渣，分两次温服。身体强壮的人可用一枚大附子、三两干姜。

呕而发热者，小柴胡汤主之。（15）

小柴胡汤方 柴胡半斤 黄芩三两 人参三两 甘草三两 半夏半斤 生姜三两 大枣十二枚

上七味，以水一斗二升，煮取六升，去滓，再煎取三升，温服一升，日三服。

呕吐同时伴有发热的患者，应该用小柴胡汤来治疗。（方略）

将柴胡、黄芩、人参、甘草、半夏、生姜、大枣这七味药，用一斗二升的水，煎煮到还剩下六升的时候，去掉药渣后，再煎煮到还剩下三升的时候，温服一升，每日三次。

胃反呕吐者，大半夏汤主之。《千金》云：治胃反不受食，食入即吐。《外台》云：治呕食，心下痞硬者。（16）

呕吐属于胃反（朝食暮吐，暮食朝吐，宿谷不化）的患者，应该用大半夏汤来治疗。（方略）（《备急千金要方》记载，本方治疗胃反不能进食，吃完马上吐出的患者。《外台秘要》记

大半夏汤方 半夏二升，洗完用　人参三两　白蜜一升

上三味，以水一斗二升，和蜜扬之二百四十遍，煮取二升半，温服一升，余分再服。

食已即吐者[1]，大黄甘草汤主之。《外台》方：又治吐水。（17）

大黄甘草汤方 大黄四两　甘草一两

上二味，以水三升，煮取一升，分温再服。

胃反[2]，吐而渴欲饮水者，茯苓泽泻汤主之。（18）

茯苓泽泻汤方 茯苓半斤　泽泻四两　甘草二两　桂枝二两　白术三两　生姜四两

上六味，以水一斗，煮取三升，内泽泻，再煮取二升半，温服八合，日三服。

吐后，渴欲得水而贪饮者，文蛤（gé）汤主之。兼主微风，脉紧，头痛。（19）

载，本方治疗呕吐伴有心下痞硬的患者。）

将半夏、人参、白蜜这三味药，用一斗二升水，与蜜混合，搅动二百四十遍，煎煮到还剩下二升半的时候，温服一升，余下的分两次服用。

吃完东西马上吐出来的患者，应该用大黄甘草汤来治疗。（方略）（《外台秘要》记载本方又能够治疗饮水后马上吐出的患者。）

将大黄、甘草这二味药，用三升水，煮取一升药汁，分两次温服。

患者反复呕吐，呕吐之后口渴想要喝水（喝了水再吐，吐后再喝水，反复如此），应该用茯苓泽泻汤来治疗。（方略）

将茯苓、泽泻、甘草、桂枝、白术、生姜这六味药，用一斗水，煎煮到还剩下三升的时候，再放入泽泻，继续煎煮到还剩下二升半的时候，温服八合，每日三次。

患者呕吐之后，口渴想喝水并且喝了很多还是口渴的（内有郁热），应该用文蛤汤来治疗。此方也可治疗感受外邪较轻，仅有脉紧、头痛的患者。（方略）

---

[1]食已即吐：食入于胃，立即全部吐出，因火性急迫，故此为有实热之象。

[2]胃反：此处当作"胃翻"解，即反复呕吐的意思。

文蛤汤方 文蛤五两　麻黄三两　甘草三两　生姜三两　石膏五两　杏仁五十枚　大枣十二枚

上七味，以水六升，煮取二升，温服一升，汗出即愈。

将文蛤、麻黄、甘草、生姜、石膏、杏仁、大枣这七味药，用六升水，煎煮到还剩下二升的时候，温服一升，服药后出汗，疾病就能够痊愈了。

干呕，吐逆，吐涎沫，半夏干姜散主之。（20）

半夏干姜散方 半夏　干姜各等分

上二味，杵为散，取方寸匕，浆水一升半，煮取七合，顿服之。

干呕、呕吐呃逆、吐清稀涎沫的患者，应该用半夏干姜散来治疗。（方略）

将半夏、干姜这二味药，捣为散剂，取一方寸匕，用一升半浆水，煎煮到还剩下七合的时候，一次服完。

病人胸中似喘不喘，似呕不呕，似哕不哕，彻心中愦（kuì）愦然无奈[1]者，生姜半夏汤主之。（21）

生姜半夏汤方 半夏半升　生姜汁一升

上二味，以水三升，煮半夏，取二升，内生姜汁，煮取一升半，小冷，分四服，日三夜一服。止，停后服。

患者想喘又喘不出来，想呕吐又吐不出来，想呃逆又呃不出来，整个心胸、胃脘部位都感到烦乱不安，几乎不能忍受，应该用生姜半夏汤来治疗。（方略）

将半夏、生姜汁这二味药，用三升水，先煮半夏，煎煮到还剩下二升的时候，再放入生姜汁，继续煎煮到还剩下一升半的时候，稍稍冷却后，分四次服用，白天服三次，晚上服一次。症状停止后，则不用再服。

干呕、哕，若手足厥者，橘皮汤主之。（22）

橘皮汤方 橘皮四两　生姜半斤

上二味，以水七升，煮取三升，温服一升，下咽即愈。

患者干呕，呃逆，若又见手足冰凉，应该用橘皮汤来治疗。（方略）

将橘皮、生姜这二味药，用七升水，煎煮到还剩下三升的时候，温服一升，服完药病就能够痊愈。

---

[1] 彻心中愦愦然无奈：形容烦乱至极，不能忍受之状。

哕逆者，橘皮竹茹汤主之。（23）

橘皮竹茹汤方 橘皮二升 竹茹二升 大枣三十枚 生姜半斤 甘草五两 人参一两

上六味，以水一斗，煮取三升，温服一升，日三服。

夫六腑气绝于外[1]者，手足寒，上气，脚缩；五脏气绝于内者，利不禁，下甚者，手足不仁。（24）

下利[2]脉沉弦者，下重[3]；脉大者，为未止；脉微弱数者，为欲自止，虽发热不死。（25）

下利手足厥冷，无脉者，灸之不温。若脉不还，反微喘者，死。少阴负跌阳[4]者，为顺也。（26）

下利有微热而渴，脉弱者，今自愈。（27）

下利脉数，有微热，汗出，今自愈；设脉紧，为未解。（28）

呃逆伴有手中冰凉的患者，应该用橘皮竹茹汤来治疗。（方略）

将橘皮、竹茹、大枣、生姜、甘草、人参这六味药，用一斗水，煎煮到还剩下三升的时候，温服一升，每日三次。

脏腑阳气虚衰，在外表现为手足冰凉、气上冲、两脚挛缩；在内则表现为腹泻不止，严重时会出现手足麻木不仁。

痢疾患者脉沉弦，通常伴有里急后重的感觉；如果脉大，则说明痢疾没有停止的趋势；如果脉微弱而数，则痢疾将要自愈，此时即使出现发热，预后也较好。

虚寒腹泻患者，手足冰冷，重按脉象消失，用灸法治疗后，手足依然冰冷。如果脉象仍摸不到，反而出现微喘的患者，预后不良。如果少阴脉较跌阳脉弱小（说明胃气尚存），则预后较好。

虚寒腹泻患者，轻微发热，口渴，脉弱，疾病将要痊愈。

虚寒腹泻患者，脉数，微发热，出汗，病情将要痊愈；如果脉紧，则病情尚未好转。

---

[1]六腑气绝于外：与后文"五脏气绝于内"是互文笔法，指脏腑之阳气虚衰。

[2]下利：此处指痢疾。

[3]下重：指里急后重。

[4]少阴负跌阳：少阴，指太溪脉，为足少阴肾脉；跌阳，指冲阳脉，为足阳明胃脉。此句指少阴脉较阳明脉弱小，表明胃阳尚在，病情为顺。

下利脉数而渴者，今自愈；设不瘥，必圊（qīng）[1]脓血，以有热故也。（29）

虚寒腹泻患者，脉数，口渴，病情将要痊愈；如果没有痊愈，必定会出现大便脓血，这是因为有热的缘故（虚寒腹泻而见热性的表现，说明阳气恢复，病应该会好转，如果没有好转，可能阳气恢复太过，反而变成热邪）。

下利脉反弦，发热身汗者，自愈。（30）

虚寒腹泻患者，反见弦脉，身发热、汗出，病情将要痊愈。

下利气[2]者，当利其小便。（31）

腹泻伴有矢气的患者，应当采用利尿的方法治疗。

下利，寸脉反浮数，尺中自涩者，必圊脓血。（32）

虚寒腹泻患者，寸脉反而出现浮数之象，尺脉涩，一定会大便脓血。

下利清谷，不可攻其表，汗出必胀满。（33）

虚寒腹泻患者，大便中有未完全消化的食物，不能用发汗的方法治疗表证，出汗后一定会腹部胀满。

下利，脉沉而迟，其人面少[3]赤，身有微热，下利清谷者，必郁冒[4]，汗出而解，病人必微热。所以然者，其面戴阳[5]，下虚故也。（34）

虚寒腹泻患者，脉沉迟，面色稍微有些发红，身体微微发热，腹泻，大便中有未完全消化的食物，一定伴有头目晕眩，发汗后头目晕眩的症状就缓解了，患者会出现轻微的手足冰冷。患者面部两颧发红像画了妆一样，之所以会这样，是肾阳虚浮导致的。

---

[1]圊：排便。

[2]下利气：指腹泻伴有矢气。

[3]少：通"稍"，即稍微、微微的意思。

[4]郁冒：病证名。指头晕目眩，眼前发黑，一时不能视物。可理解为眩晕。

[5]戴阳：病证名。指阴盛阳虚，虚阳上越，而致面色发红的症状。其特点为两颧面赤如妆。

下利后脉绝，手足厥冷，晬（zuì）时[1]脉还，手足温者生，脉不还者死。（35）

虚寒腹泻患者，脉象消失，手足冰冷，经过一天一夜后脉象出现，手脚温暖，预后良好，如果脉象没有出现，那么预后比较差。

下利腹胀满，身体疼痛者，先温其里，乃攻其表。温里宜四逆汤，攻表宜桂枝汤。（36）

四逆汤方 见上。

桂枝汤方 桂枝三两，去皮　芍药三两　甘草二两，炙　生姜三两　大枣十二枚

上五味，㕮咀，以水七升，微火煮取三升，去滓，适寒温，服一升，服已，须臾啜稀粥一升，以助药力，温覆令一时许，遍身漐（zhí）漐，微似有汗者益佳，不可令如水淋漓。若一服汗出病瘥，停后服。

虚寒腹泻患者，腹部胀满，全身疼痛（有表证），要先温在里的虚寒，然后再治疗表证。温里可以选用四逆汤，解表可以选用桂枝汤。

桂枝汤方（方略），将桂枝、芍药、甘草、生姜、大枣这五味药，切碎，用七升水，小火煎煮到还剩下三升的时候，去掉药渣，放凉到合适的温度，服用一升，喝完药过一会儿，再喝一碗热粥，来帮助药物发汗，盖棉被两个小时左右，当全身微微汗出，使皮肤轻微湿润就是最好的效果，千万不能让汗出到像水一样在身上流。如果吃了一次药后汗就出来了，病就好了，剩下的药就不用服了。

下利，三部脉皆平，按之心下坚者，急下之，宜大承气汤。（37）

腹泻患者，寸、关、尺三部脉象都正常，触诊胃脘部较硬，应该赶快使用攻下的方法，可以尝试用大承气汤来治疗。

下利，脉迟而滑者，实也，利未欲止，急下之，宜大承气汤。（38）

腹泻患者，脉迟滑，这是有里实证，腹泻没有要停止的迹象，应该赶快使用攻下的方法，可以尝试用大承气汤来治疗。

---

[1] 晬时：指一昼夜，即一天一夜。

下利，脉反滑者，当有所去，下乃愈，宜大承气汤。（39）

腹泻患者，脉反而出现滑象，应该攻其实邪，使用攻下的方法疾病就可以痊愈了，可以尝试用大承气汤来治疗。

下利已瘥，至其年月日时复发者，以病不尽故也，当下之，宜大承气汤。（40）

大承气汤方 见痉病中。

患者腹泻已好，到了第二年的同一时间又复发，这是因为病邪还没有完全清除的缘故，应该使用攻下的方法，可以尝试用大承气汤来治疗。

下利谵（zhān）语者，有燥屎也，小承气汤主之。（41）

小承气汤方 大黄四两　厚朴二两，炙　枳实大者三枚，炙

上三味，以水四升，煮取一升二合，去滓，分温二服。得利则止。

腹泻伴有谵语的患者，因为体内有燥屎停留，应该用小承气汤来治疗。（方略）

将大黄、厚朴、枳实这三味药，用四升水，煎煮到还剩下一升二合的时候，去掉药渣，分两次温服。患者有大便就可以停止服药了。

下利便脓血者，桃花汤主之。（42）

桃花汤方 赤石脂一斤，一半剉，一半筛末　干姜一两　粳米一升

上三味，以水七升，煮米令熟，去滓，温服七合，内赤石脂末方寸匕，日三服；若一服愈，余勿服。

腹泻患者，大便夹有脓血，应该用桃花汤来治疗。（方略）

将赤石脂、干姜、粳米这三味药，用七升水，将粳米煮熟，去掉药渣，温服七合，在服用时加入一方寸匕赤石脂末，每日三次；如果服第一次药疾病就痊愈了，剩下的药就不用服了。

热利[1]下重者，白头翁汤主之。（43）

白头翁汤方 白头翁二两　黄连三两　黄柏三两　秦皮三两

上四味，以水七升，煮取二升，去

热性腹泻伴有里急后重的患者，应该用白头翁汤来治疗。（方略）

将白头翁、黄连、黄柏、秦皮这四味药，用七升水，煎煮到还剩下二升的时候，去掉药渣，温服一升。如果患者没有好转，继续服药。

---

[1] 热利：腹泻的一种，大便时有肛门灼热，排泄物臭秽的特点。相当于西医学的细胞性痢疾。

滓，温服一升。不愈，更服。

下利后更烦，按之心下濡（ruǎn）[1]者，为虚烦也，栀（zhī）子豉汤主之。（44）

栀子豉汤方 栀子十四枚 香豉四合，绵裹

上二味，以水四升，先煮栀子，得二升半，内豉，煮取一升半，去滓，分二服，温进一服，得吐则止。

患者腹泻后，心烦严重，触诊胃脘部柔软，这是属于虚烦，应该用栀子豉汤来治疗。（方略）

将栀子、香豉这两味药，用四升水，先煮栀子，煎煮到还剩下两升的时候，再放入香豉，煎煮到还剩下一升半的时候，滤掉药渣，分两次服用，温服第一次药后就出现了呕吐的现象，剩下的药就可以不用吃了。

下利清谷，里寒外热，汗出而厥者，通脉四逆汤主之。（45）

通脉四逆汤方 附子大者一枚，生用 干姜三两，强人可四两 甘草二两，炙

上三味，以水三升，煮取一斤二合，去滓，分温再服。

患者腹泻夹杂着未完全消化的食物，是里寒外热的表现，出汗同时伴有手足冰冷，应该用通脉四逆汤来治疗。（方略）

将附子、干姜、甘草这三味药，用三升水，煎煮到还剩下一升二合的时候，去掉药渣，分两次温服。

下利肺痛[2]，紫参汤主之。（46）

紫参汤方 紫参半斤 甘草三两

上二味，以水五升，先煮紫参，取二升，内甘草，煮取一升半，分温三服疑非仲景方。

腹泻患者，肺部有痈脓，应该用紫参汤来治疗。（方略）

将紫参、甘草这二味药，用五升水，先煮紫参，煎煮到还剩下二升的时候，再放入甘草，煎煮到还剩下一升半的时候，分三次温服（林亿等认为此方不是出自仲景）。

---

[1]濡：即柔软的意思，与结胸的腹部硬满相对。

[2]肺痛：多数医家认为应该是肺痈，亦有认为是腹痛的。

气利[1]，诃黎勒（hē lí lè）[2]散主之。（47）

诃黎勒散方　诃黎勒十枚，煨

上一味，为散，粥饮和，顿服疑非仲景方。

患者下利滑脱，大便随矢气而出，应该用诃黎勒散来治疗。（方略）

将诃黎勒煨制后，打成散剂，用米汤调匀，一次服完（林亿等认为此方并非出自仲景）。

附方

《千金翼》小承气汤：治大便不通，哕，数谵语。方见上。

《外台》黄芩汤：治干呕下利。

黄芩三两　人参三两　干姜三两　桂枝一两　大枣十二枚　半夏半升

上六味，以水七升，煮取三升，温分三服。

疮痈[3]肠痈浸淫病脉证并治第十八

论一首　脉证三条　方五首

诸浮数脉，应当发热，而反洒淅恶寒，若有痛处，当发其痈[4]。（1）

凡是脉象浮数的患者，应该有发热的症状，反而有些怕冷，如果身体某些部位出现疼痛，应该考虑有痈肿的发生。

师曰：诸痈肿，欲知有脓无脓，以手掩肿上，热者为有脓，不热者为无脓。（2）

老师说：凡是痈肿，想要知道是否已经化脓了，可以把手按在痈肿上（感受皮肤的温度），如果痈肿处的皮肤温度较高，就是已经化脓了，皮肤温度不高就是没有化脓。

肠痈之为病，其身甲错，腹皮急，按之濡，如肿状，腹无积聚，身无热，脉数，此为肠内有痈脓，薏苡附子败酱散主之。（3）

肠痈的典型表现有皮肤粗糙如同鳞片交错，腹部皮肤绷紧，触按里面是柔软的，就好像腹部有水肿的样子，但是腹中并没有摸到硬块，身体不发热，脉数，这是肠腹有痈脓的表现，应该用薏苡附子败酱散来治疗。（方略）

---

[1]气利：下利滑脱，大便随矢气而出。

[2]诃黎勒：即诃子。

[3]疮痈：疮，即金疮，指金刃所伤；痈，即痈肿，指发生于体表的外痈。

[4]若有痛处，当发其痈：如果身体某些部位出现疼痛的患者，应考虑有痈肿的发生。

薏苡附子败酱散方 薏苡仁十分 附子二分 败酱五分

上三味，杵为末，取方寸匕，以水二升，煎减半，顿服。小便当下。

将薏苡仁、附子、败酱草这三味药，捣为细末，取一方寸匕，用二升水，煎煮到还剩下到一半的时候，一次服完。服药之后，小便应该通畅。

肠痈者，少腹肿痞，按之即痛如淋，小便自调，时时发热，自汗出，复恶寒。其脉迟紧者，脓未成，可下之，当有血。脉洪数者，脓已成，不可下也。大黄牡丹汤主之。（4）

大黄牡丹汤方 大黄四两 牡丹一两 桃仁五十个 瓜子半升 芒硝三合

上五味，以水六升，煮取一升，去滓，内芒硝，再煎沸，顿服之，有脓当下；如无脓，当下血。

肠痈这种病，小腹肿胀痞满，按压就疼痛得像得了淋病一样，但小便正常，时常发热，自汗，怕冷。脉象迟紧的患者，说明肠痈还没有化脓，可以使用攻下的方法治疗，大便当有血排出，应该用大黄牡丹汤来治疗。脉象洪数的患者，说明肠痈已经化脓了，不可以使用攻下的方法。（方略）

将大黄、牡丹、桃仁、冬瓜子、芒硝这五味药，用水六升，煎煮到还剩下一升的时候，去掉药渣，再放入芒硝，把水再煮开就可以了，一次服完，服药后应该有脓液随大便排出；如果没有脓液排出，就会便血。

问曰：寸口脉浮微而涩，法当亡血，若汗出，设不汗者云何？答曰：若身有疮，被刀斧所伤，亡血故也。（5）

提问：寸口脉象浮微而且涩，应该是大出血或汗出过多的表现，如果没有大汗出，那是什么原因呢？回答说：如果身体有金疮，这是刀斧所伤，大出血导致的。

病金疮，王不留行散主之。（6）

王不留行散方 王不留行十分，八月八日采 蒴藋（shuò zhuó）[1]细叶十分，七月七日采 桑东南根白皮十分，三月三日采 甘草十八分 川椒三分，除目及闭口[2]

金疮患者，应该用王不留行散来治疗。（方略）

将王不留行、蒴藋细叶、桑东南根白皮三味药烧灰存性，不要烧得太过（防止药效全部消失），将所有药物分别捣碎筛成细末，混合后制成散剂，服用一方寸匕。小的创口用药粉敷患处就可以，创面较大的需要内服，生完孩子

---

[1] 蒴藋：又名陆英，有行血通经、消瘀化凝之功。

[2] 除目及闭口：目，即川椒仁。闭口，即未成熟的尚未开口的川椒。除目及闭口，即除去种仁及尚未成熟的川椒。

者，去汗[1]黄芩二分 干姜二分 芍药二分 厚朴二分

上九味，桑根皮以上三味，烧灰存性[2]，勿令灰过，各别杵筛，合治之为散，服方寸匕。小疮即粉之，大疮但服之，产后亦可服。如风寒，桑东根勿取之。前三物皆阴干百日。

后的妇女也可以服用。如果患者感受风寒，不能使用桑东南根白皮。前三味药都要阴干一段时间之后才能使用。

排脓散方 枳实十六枚 芍药六分 桔梗二分

上三味，杵为散，取鸡子黄一枚，以药散与鸡黄相等，揉和令相得，饮和服之，日一服。

排脓散方（方略），将枳实、芍药、桔梗这三味药，捣为散剂，取一个鸡蛋黄，用和鸡蛋黄等量的药粉，揉搓混合均匀调和在水里服用，每日一次。

排脓汤方 甘草二两 桔梗三两 生姜一两 大枣十枚

上四味，以水三升，煮取一升，温服五合，日再服。

排脓汤方（方略），将甘草、桔梗、生姜、大枣这四味药，用三升水，煎煮到还剩下一升的时候，温服五合，每日两次。

浸淫疮[3]，从口[4]流向四肢者可治；从四肢流入口者不可治。（7）

浸淫疮，由心窝部向四肢发展的，可以治愈，预后良好；从四肢向心窝处发展的，病情严重，很难治愈。

浸淫疮，黄连粉主之方未见。（8）

浸淫疮，应该用黄连粉来治疗（黄连粉方未流传下来）。

---

[1]去汗：中药的一种炮制方法，即除去药材中的水分。此处是指将川椒炒去水分。

[2]烧灰存性：中药的一种炮制方法，把药物放入密封容器内，再用火烧，直到药物成灰，这样只保留药性。

[3]浸淫疮：一种皮肤病，多为较顽固的小粟粒样疮疹，初起时范围较小，先痒后痛，分泌黄色液体，浸渍肌肤，逐渐蔓延遍及全身。多为湿热浸淫所致。

[4]口：此处指心窝等部位。

跌蹶手指臂肿转筋阴狐疝蛔虫病脉证治第十九

论一首　脉证一条　方四首

师曰：病跌蹶（jué）[1]，其人但能前，不能却，刺腨（shuàn）[2]入二寸，此太阳经伤也。（1）

> 老师说：得了跌蹶，患者只能向前走，不能往后退，这是足太阳经受伤的缘故，可以在小腿肚部位取穴针刺治疗。

病人常以手指臂肿动（tòng）[3]，此人身体眴眴者，藜芦甘草汤主之。（2）

藜芦甘草汤方 方未见。

> 患者常有手指和臂部肿痛的表现，身体筋肉跳动，应该用藜芦甘草汤来治疗。

转筋[4]之为病，其人臂脚直，脉上下行[5]，微弦。转筋入腹[6]者，鸡屎白散主之。（3）

鸡屎白散方 鸡屎白

上一味，为散，取方寸匕，以水六合，和，温服。

> 转筋的典型表现有上臂和下肢强直，脉象直而有力，可见微弦之象。转筋牵引到腹部的患者，应该用鸡屎白散来治疗。（方略）
>
> 将鸡屎白这一味药，制成散剂，取一方寸匕，加六合水，混合均匀温服。

阴狐疝气者，偏有小大，时时上下，蜘蛛散主之。（4）

蜘蛛散方 蜘蛛十四枚，熬焦　桂枝半两

上二味，为散，取八分一匕，饮和服，日再服。蜜丸亦可。

> 阴狐疝患者，阴囊一边小，一边大，时上时下（像银狐出没不定），应该用蜘蛛散来治疗。（方略）
>
> 将蜘蛛、桂枝这二味药，制成散剂，取八分为一匕，与水混合后服用，白天服用两次。也可以制作成蜜丸服用。

---

[1] 跌蹶：指足背僵直，行动障碍，只能向前走，不能向后退的疾病。

[2] 腨：又称"腓"，是小腿肚的意思。

[3] 动：即疼痛的意思。

[4] 转筋：指抽筋，多见于小腿肚部位。

[5] 脉上下行：形容脉象强直有力而无柔和之象。

[6] 转筋入腹：指疼痛自两腿牵引少腹。

问曰：病腹痛有虫，其脉何以别之？

师曰：腹中痛，其脉当沉，若弦，反洪大，故有蛔（huí）虫。（5）

提问：如何从脉象来区分腹痛是不是由蛔虫导致的？老师说：腹痛，脉象应沉而弦，如果出现洪大之象，说明是蛔虫导致的腹痛。

蛔虫之为病，令人吐涎，心痛，发作有时，毒药不止，甘草粉蜜汤主之。（6）

甘草粉蜜汤方 甘草二两 粉[1]一两 蜜四两

上三味，以水三升，先煮甘草，取二升，去滓，内粉、蜜，搅令和，煎如薄粥，温服一升，瘥即止。

蛔虫病的典型症状有呕吐涎沫，上腹部时有发作性疼痛，用药性峻猛的药物治疗疼痛也不能缓解者，应该用甘草粉蜜汤来治疗。（方略）

将甘草、粉、蜜这三味药，用三升水，先煮甘草，煎煮到还剩下二升的时候，去掉药渣，再放入粉和蜜，搅拌均匀，然后煮成稀粥状，温服一升，疾病痊愈后就可以停止服药了。

蛔厥者，当吐蛔，令病者静而复时烦，此为脏寒，蛔上入膈，故烦，须臾复止，得食而呕，又烦者，蛔闻食臭出，其人当自吐蛔。（7）

蛔厥患者，应当吐蛔虫，让患者安静下来，而后又出现时时烦躁的，称为脏寒。蛔虫由于内脏寒冷而上窜入膈，故心中发烦，不久就又停止了，进食之后呕吐，又出现心烦，这是蛔虫闻到了食物的味道而上窜的缘故，患者应当吐蛔虫。这种蛔厥，应该用乌梅丸来治疗。（方略）

蛔厥者，乌梅丸主之。（8）

乌梅丸方 乌梅三百个 细辛六两 干姜十两 黄连一斤 当归四两 附子六两，炮 川椒四两，去汗 桂枝六两 人参六两 黄柏六两

上十味，异捣筛，合治之，以苦酒渍乌梅一宿，去核，蒸之五升米下，饭熟捣成泥，和药令相得，内臼中，与蜜杵二千下，丸如梧子大，先食饮服十丸，日三服，稍加至二十丸。禁生冷滑臭等食。

将乌梅、细辛、干姜、黄连、当归、附子、炮川椒、桂枝、人参、黄柏这十味药，除了乌梅，其余药物分别捣细筛末，然后混在一起，用米醋浸泡乌梅一宿，去掉核，放入五升米中蒸，米蒸熟后，把米和乌梅捣成泥，与药粉和匀，放入药臼内，加入蜂蜜，用棒槌捣二千下，然后制成像梧桐子大小的药丸，在吃饭前，用水送服十丸，每日三次，以后可以渐渐增加到每次二十丸。服药期间禁止吃生冷、黏滑、味道重的食物。

---

[1]粉：一种说是米粉，另一种说是铅粉。这里应为铅粉，具有杀虫功能，故以甘草、蜂蜜和之。

卷 下

妇人妊娠病脉证并治第二十

证三条　方八首

师曰：妇人得平脉[1]，阴脉小弱[2]，其人渴，不能食，无寒热，名妊娠（rèn shēn），桂枝汤主之方见利中。于法六十日当有此证，设有医治逆[3]者，却一月，加吐下者，则绝之[4]。（1）

妇人宿有癥[5]病，经断未及三月，而得漏下不止，胎动在脐上者，为癥痼（gù）害[6]。妊娠六月动者，前三月经水利时，胎也。下血者，后断三月衃（pēi）[7]也。所以血不止者，其癥不去故也[8]，当下其癥，桂枝茯苓丸主之。（2）

老师说：妇人的脉象平和无病，尺脉稍有弱象，患者口渴，不能吃东西，没有发热怕冷的症状，这就是妊娠。应该用桂枝汤来进行调理（桂枝汤方见于呕吐哕下利病篇中）。按照常规，妊娠六十天左右才会出现这些症状，假如有医生治疗不当，过了一个月又出现呕吐、腹泻症状，就应该停止用药。

原来体内就有癥病的妇人，停经不到三个月，而后出现漏血不止的现象，同时感到脐上有"胎动"的，这是癥病所导致的。如果妊娠六个月时有胎动的，而妊娠前三个月月经正常，这是怀孕所导致的。现停经三个月，而又出现漏下偏暗的瘀血，这是癥病而不是妊娠。之所以会漏血不止的原因，是癥病没有祛除的缘故，应该用攻下的方法祛除癥病，用桂枝茯苓丸来治疗。（方略）

---

[1] 平脉：平和无病之脉。

[2] 阴脉小弱：尺脉为阴脉。小，有稍微的意思。阴脉小弱，指尺脉稍显弱象。

[3] 医治逆：指医生不知道是妊娠，误用吐下方法，是为治逆。

[4] 绝之：指会导致流产。

[5] 癥：即"积"，指腹内有形结块，固定不移，痛有定处，病属血分。

[6] 癥痼害：指癥病痼疾危害所致。

[7] 衃：指颜色偏暗的瘀血。

[8] 血不止者，其癥不去故也：之所以会漏血不止，是因为癥病没有祛除。

桂枝茯苓丸方 桂枝　茯苓　牡丹去心　桃仁去皮尖，熬　芍药各等分

上五味，末之，炼蜜和丸，如兔屎大，每日食前服一丸。不知，加至三丸。

将桂枝、茯苓、牡丹、桃仁、芍药这五味药，打成粉末，炼蜜和成像兔子屎大小的药丸，每日吃饭前服一丸。服药后没有起效的感觉，可以加到三丸。

妇人怀娠六七月，脉弦发热，其胎愈胀，腹痛恶寒者，少腹如扇[1]，所以然者，子脏[2]开故也，当以附子汤温其脏方未见。（3）

妇人怀孕六七个月，脉弦，身体发热，腹部显得更加胀满，腹痛怕冷的患者，小腹像有冷风吹过一样，之所以会这样，是子宫口开（一种形象的说法，子宫口开则寒邪得以进入子宫，所以胞宫有寒冷的感觉）的缘故，应当用附子汤温暖胞宫（附子汤方没有流传下来）。

师曰：妇人有漏下者，有半产[3]后因续下血都不绝者，有妊娠下血者，假令妊娠腹中痛，为胞阻[4]，胶艾汤主之。（4）

芎归胶艾汤方 一方加干姜一两。胡洽治妇人胞动，无干姜　川芎　阿胶　甘草各二两　艾叶　当归各三两　芍药四两　干地黄四两

上七味，以水五升，清酒三升，合煮取三升，去滓，内胶，令消尽，温服一升，日三服。不瘥，更作。

老师说：妇人有经水淋漓不止的，有小产后继续出血不止的，有妊娠漏血的，假如妊娠伴有腹痛，这是胞阻，应该用胶艾汤来治疗。（方略）

将川芎、阿胶、甘草、艾叶、当归、芍药、干地黄这七味药，用五升水、三升清酒，混合在一起煎煮到还剩下三升的时候，去掉药渣，再加入阿胶，等到阿胶全部融化后，温服一升，每日三次。如果疾病没有痊愈，继续服用。

妇人怀娠，腹中疠（jiǎo）痛[5]，当归芍药散主之。（5）

妇人怀孕，腹中急痛（或绵绵作痛）者，应该用当归芍药散来治疗。（方略）

---

[1]少腹如扇：形容小腹怕冷的感觉，就像有冷风吹过一样。

[2]子脏：指子宫。

[3]半产：即小产，指妊娠3个月以上，7个月以内胎儿的自然殒堕。

[4]胞阻：由于妊娠妇女气血不和，而导致的胎儿发育受到影响。

[5]疠痛：指腹中急痛、绞痛；又可读为xiū，指绵绵作痛。

当归芍药散方 当归三两 芍药一斤 茯苓四两 白术四两 泽泻半斤 川芎半斤一作三两

上六味，杵为散，取方寸匕，酒和，日三服。

将当归、芍药、茯苓、白术、泽泻、川芎这六味药，捣成散剂，取一方寸匕，用酒调和均匀，每日三次。

妊娠呕吐不止，干姜人参半夏丸主之。（6）

干姜人参半夏丸方 干姜一两 人参一两 半夏二两

上三味，末之，以生姜汁糊为丸，如梧子大，饮服十丸，日三服。

妊娠呕吐严重的患者，应该用干姜人参半夏丸来治疗。（方略）

将干姜、人参、半夏这三味药，打成粉末，用生姜汁将药末调和成像梧桐子大小的丸药，用水送服十丸，每日三次。

妊娠小便难[1]，饮食如故，当归贝母苦参丸主之。（7）

当归贝母苦参丸方 男子加滑石半两 当归 贝母 苦参各四两

上三味，末之，炼蜜丸如小豆大，饮服三丸，加至十丸。

妊娠患者，小便不通畅，饮食正常，应该用当归贝母苦参丸来治疗。（方略）

将当归、贝母、苦参这三味药，打成粉末，炼蜜制成像小豆大小的药丸，用水送服三丸，之后逐渐增加到十丸。

妊娠有水气[2]，身重，小便不利，洒淅恶寒，起即头眩，葵（kuí）子茯苓散主之。（8）

葵子茯苓散方 葵子一斤 茯苓三两

患者妊娠伴有浮肿，身体沉重，小便不利，自觉有些怕冷，站起来时头晕，应该用葵子茯苓散来治疗。（方略）

将冬葵子、茯苓这二味药，捣成散剂，用水送服一方寸匕，每日三次，小便通利，疾病就痊愈了。

---

[1]小便难：此处不是指小便不利，而是指小便艰涩，或热不痛，类似慢性泌尿系统感染的表现。

[2]水气：指水肿。

上二味，杵为散，饮服方寸匕，日三服，小便利则愈。

妇人妊娠，宜常服当归散主之。（9）

当归散方 当归 黄芩 芍药 川芎各一斤 白术半斤

上五味，杵为散，酒饮服方寸匕，日再服。妊娠常服即易产，胎无疾苦，产后百病悉主之。

妇人妊娠期间，可以经常服用当归散进行调理。（方略）

将当归、黄芩、芍药、川芎、白术这五味药，捣成散剂，用米酒送服一方寸匕，每日两次。妊娠期间经常服用此方，有助于顺利生产，胎儿没有疾病，产后各种疾病也可以用此方进行调理治疗。

妊娠养胎，白术散主之。（10）

白术散方 见《外台》 白术四分 川芎四分 蜀椒三分，去汗 牡蛎二分

上四味，杵为散，酒服一钱匕，日三服，夜一服。但苦痛，加芍药；心下毒痛，倍加川芎；心烦吐痛，不能食饮，加细辛一两，半夏大者二十枚。服之后，更以醋浆水服之。若呕，以醋浆水服之；复不解者，小麦汁服之；已后渴者，大麦粥服之。病虽愈，服之勿置。

妊娠滋养胎儿（使胎儿不会胎动不安），应该用白术散来治疗。（方略）

将白术、川芎、蜀椒、牡蛎这四味药物，捣成散剂，用酒送服一钱匕，白天服三次，晚上服一次。仅仅是腹痛严重的，加芍药；如果心下胃脘部疼痛非常剧烈的，川芎用量加倍；心烦、呕吐、腹痛，不能吃饭的，加一两细辛，二十枚大半夏。服药之后，还要换成用酸浆水送服。如果服药后呕吐，用酸浆水送服；如果呕吐不能缓解，就喝小麦汁；呕吐缓解之后口渴的，可以喝大麦粥。疾病痊愈后，还要继续服药。

妇人伤胎，怀身腹满，不得小便，从腰以下重，如有水气状，怀身七月，太阴当养不养，此心气实，当刺泻劳宫及关元[1]。小便微利则愈。见《玉函》。（11）

妇人怀孕，胎象不稳，腹部胀满，小便不通，腰以下沉重，好像有水气病的样子，怀孕七个月的时候，应该由手太阴肺经养胎（古人逐月养胎的思想，每个月有一支经脉主要滋养胎儿。）而不能养胎，这是心火盛的缘故，应当用泻法针刺劳宫穴和关元穴。小便渐渐通利，疾病就痊愈了（见于《金匮玉函经》中）。

---

[1]劳宫、关元：穴位名。劳宫在手掌中，为手厥阴心包经之荥穴；关元在脐下3寸，为任脉经穴，也是小肠之募穴。后人对针刺劳宫、关元穴争论较大，原因为二穴均是孕妇禁刺之穴，非针刺手法熟练者，不可轻试，否则易致流产或早产。

妇人产后病脉证治第二十一

论一首　证六条　方七首

问曰：新产妇人有三病，一者病痉，二者病郁冒[1]，三者大便难，何谓也？师曰：新产血虚，多出汗，喜中风，故令病痉；亡血复汗，寒多，故令郁冒；亡津液，胃燥，故大便难。（1）

提问：刚生产完的妇人常患三种疾病：一是痉病，二是郁冒，三是大便难，这是什么情况呢？老师回答说：妇人刚刚生产之后因血虚，汗出较多，容易感受风邪（邪阻筋脉，化燥伤津以致筋脉拘急），从而导致痉病；失血严重，又加上汗多亡阳，容易感受寒邪（以致阳气被遏不能伸展外达，逆而上冲），从而导致郁冒；产后津液大伤，胃肠失于濡润，从而导致大便难。

产妇郁冒，其脉微弱，不能食，大便反坚，但头汗出，所以然者，血虚而厥[2]，厥而必冒。冒家欲解，必大汗出。以血虚下厥，孤阳上出[3]，故头汗出。所以产妇喜汗出者，亡阴血虚，阳气独盛，故当汗出，阴阳乃复。大便坚，呕不能食，小柴胡汤主之*方见呕吐中*。（2）

妇人产后郁冒，脉微弱，不能吃东西，大便反而坚硬，只有头部有汗出，之所以会这样，是因为血虚导致气上逆，气上逆就会导致头昏眼花。头昏眼花将要好转时，全身一定会微微汗出。因为血虚，阴阳下脱，虚阳上浮，因此头部出汗。产妇经常出汗的原因是大量失血，阴液损耗，阳气独盛，故应全身出汗，阴阳才能调和平衡。大便坚硬，呕吐不能吃东西，应该用小柴胡汤来治疗（小柴胡汤方见于呕吐哕下利病篇中）。

病解能食，七八日更发热者，此为胃实，大承气汤主之*方见痉病中*。（3）

患者服用小柴胡汤后，郁冒已经痊愈，可以吃东西了，七八天之后又出现全身发热症状，这是（邪气未尽，与胃气相结而导致的）胃热盛，应该用大承气汤来治疗（大承气汤方见于痉湿暍病篇中）。

---

[1]郁冒：指妇女产后出现的以头晕目眩、郁闷不舒，甚至昏厥，旋即苏醒等为主要表现的病证。

[2]厥：此处指气上逆。

[3]孤阳上出：指阳气独盛。

产后腹中疠痛，当归生姜羊肉汤主之；并治腹中寒疝，虚劳不足。（4）

当归生姜羊肉汤方 见寒疝中。

产后腹痛，烦满不得卧，枳实芍药散主之。（5）

枳实芍药散方 枳实烧令黑，勿太过 芍药等分

上二味，杵为散，服方寸匕，日三服，并主痈脓，以麦粥下之。

师曰：产妇腹痛，法当以枳实芍药散，假令不愈者，此为腹中有干血着脐下，宜下瘀血汤主之；亦主经水不利。（6）

下瘀血汤方 大黄二两 桃仁二十枚 䗪虫二十枚，熬，去足

上三味，末之，炼蜜和为四丸，以酒一升，煎一丸，取八合，顿服之。新血下如豚肝[1]。

产后七八日，无太阳证，少腹坚痛，此恶（è）露[2]不尽。不大便，烦躁发热，切脉微实，再倍发热，日晡时烦躁者，不食，食则谵语，至夜即愈，宜大承气汤主之。热在里，结在膀胱[3]也。方见痉病中。（7）

妇人产后腹中疼痛剧烈（或绵绵作痛），应该用当归生姜羊肉汤来治疗；此方也可以治疗寒疝，正气不足的虚劳。

妇人产后腹痛，心烦，胸闷，不能平卧，应该用枳实芍药散来治疗。（方略）

将枳实、芍药这二味药，捣成散剂，服一方寸匕，每日三次，还可以用来治疗痈脓，用大麦粥送服。

老师说：妇人产后腹中疼痛，按常理应该用枳实芍药散来治疗，如果服用了枳实芍药散疾病没有痊愈，是由于有干血凝结在脐下胞宫，可以尝试用下瘀血汤来治疗；此方也可以用来治疗月经不调。（方略）

将大黄、桃仁、䗪虫这三味药，打成粉末，炼蜜和成四丸，用一升酒，煎煮一丸，剩下八合的时候，一次服完。服药后有恶露重新排下，像猪肝一样的颜色。

妇人生产七八天之后，没有太阳表证，少腹坚硬疼痛，这是胞宫中恶露没有排尽的表现。无大便，烦躁，全身发热，如果脉象微有实象，下午3~5点烦躁发热严重的患者，不能进食，进食之后就会谵语，到晚上就会好转，可以尝试用大承气汤来治疗。这是里有热，瘀血结在下焦的缘故（大承气汤方见于痉湿暍病篇中）。

---

[1] 新血下如豚肝：下血紫暗，色如猪肝，为瘀血下行之验。

[2] 恶露：指产后阴道流出的瘀血浊液。

[3] 膀胱：此处泛指下焦。

产后风，续之数十日不解，头微痛，恶寒，时时有热，心下闷，干呕汗出，虽久，阳旦证续在耳，可与阳旦汤即桂枝汤，方见下利中。（8）

妇人产后感受风邪，持续几十天都没有痊愈，头微痛，怕冷，全身常常发热，心下胃脘满闷不适，干呕，出汗，这种状况虽然持续了很长时间，但是阳旦证的症状还在，可以用阳旦汤来治疗（阳旦汤就是桂枝汤，桂枝汤方见于呕吐哕下利病篇中）。

产后中风，发热，面正赤，喘而头痛，竹叶汤主之。（9）

竹叶汤方 竹叶一把　葛根三两　防风　桔梗　桂枝　人参　甘草各一两　附子一枚，炮　大枣十五枚　生姜五两

上十味，以水一斗，煮取二升半，分温三服，温覆使汗出。颈项强，用大附子一枚，破之如豆大，煎药扬去沫。呕者，加半夏半升，洗。

妇人产后，感受风邪，全身发热，面色发红，气喘而头痛，应该用竹叶汤来治疗。（方略）

将竹叶、葛根、防风、桔梗、桂枝、人参、甘草、附子、大枣、生姜这十味药，用一斗水，煎煮到还剩下二升半的时候，分三次温服，盖上被子以帮助发汗。脖子僵硬者，用一枚大附子，切开成黄豆大小，煎药时去掉浮沫。如果呕吐的患者，加半升半夏，洗净。

妇人乳中虚[1]，烦乱呕逆，安中益气，竹皮大丸主之。（10）

竹皮大丸方 生竹茹二分　石膏二分　桂枝一分　甘草七分　白薇（wēi）一分

上五味，末之，枣肉和丸弹子大，以饮服一丸，日三夜二服。有热者，倍白薇；烦喘者，加柏实一分。

妇人在哺乳期间正气虚弱，心中烦乱，呕吐呃逆，应该安中益气，用竹皮大丸来治疗。（方略）

将生竹茹、石膏、桂枝、甘草、白薇这五味药，打成粉末，用枣肉和成像弹丸大小的药丸，用水送服一丸，白天服三丸，晚上服二丸。（虚热较重而）发热的患者，白薇用量加倍；心烦气喘的患者，加一份柏子仁。

产后下利虚极[2]，白头翁加甘草阿胶汤主之。（11）

妇人产后，腹泻，正气极虚，应该用白头翁加甘草阿胶汤来治疗。（方略）

---

[1]乳中虚：指妇女在哺乳期间正气虚弱。

[2]下利虚极：产后气血不足，更兼下利伤阴。

白头翁加甘草阿胶汤方 白头翁 甘草 阿胶各二两 秦皮 黄连 柏皮各三两

上六味，以水七升，煮取二升半，内胶令消尽，分温三服。

将白头翁、甘草、阿胶、秦皮、黄连、柏皮这六味药，用七升水，煎煮到还剩下二升半的时候，再加入阿胶使其全部融化，分三次温服。

附方

《千金》三物黄芩汤：治妇人在草蓐（rù）[1]，自发露得风[2]，四肢苦烦热，头痛者，与小柴胡汤；头不痛但烦者，此汤主之。

黄芩一两 苦参二两 干地黄四两

上三味，以水八升，煮取二升，温服一升，多吐下虫。

《千金》内补当归建中汤：治妇人产后虚羸不足，腹中刺痛不止，吸吸[3]少气，或苦少腹中急摩痛[4]引腰背，不能食饮；产后一月，日得服四五剂为善，令人强壮，宜。

当归四两 桂枝三两 芍药六两 生姜三两 甘草二两 大枣十二枚

上六味，以水一斗，煮取三升，分温三服，一日令尽。若大虚，加饴糖六两，汤成内之，于火上暖令饴消。若去血过多，崩伤内衄不止，加地黄六两，阿胶二两，合八味，汤成内阿胶。若无当归，以川芎代之；若无生姜，以干姜代之。

---

[1] 草蓐：指产床。古代有在草上分娩之习，故代称。

[2] 发露得风：指产妇分娩时，感受风邪而致的病证。

[3] 吸吸：指吸气的声音，一般在忍痛吸气时发出。

[4] 少腹中急摩痛：指少腹拘急疼痛。

妇人杂病脉证并治第二十二

论一首　脉证合十四条　方十三首

妇人中风，七八日续来寒热，发作有时，经水适断，此为热入血室[1]，其血必结，故使如疟状，发作有时，小柴胡汤主之方见呕吐中。（1）

妇人患太阳表证，七八天持续出现寒热交替的症状，而且定时发作，月经正在此时停止，这就是热入血室。瘀血必然凝结，因此疾病发作时症状类似疟病，定时发作，应该用小柴胡汤治疗（小柴胡汤方见于呕吐哕下利病篇中）。

妇人伤寒发热，经水适来，昼日明了，暮则谵语，如见鬼状者，此为热入血室，治之无犯胃气及上二焦，必自愈。（2）

妇人患太阳表证而发热，正值月经来潮，白天神智清楚，夜晚就会出现谵语，像看到鬼神，这是热入血室，不必治疗胃气及上中二焦，病会自然好转痊愈。

妇人中风，发热恶寒，经水适来，得之七八日，热除脉迟，身凉和，胸胁满，如结胸状，谵语者，此为热入血室也，当刺期门，随其实而取之。（3）

妇人患太阳表证，发热怕冷，正值月经来潮，得病七八天后，发热已退，脉迟，身体不发烧，胸胁满闷不适，像得了结胸证，谵语，这是热入血室，应该针刺期门穴以泻实热。

阳明病，下血谵语者，此为热入血室，但头汗出，当刺期门，随其实而泻之。濈（jí）然汗出者愈。（4）

妇人患阳明病，便血谵语，这是热入血室，只有头部出汗，应当针刺期门穴以泻阳明实热，针刺后汗出透彻且迅速的即可痊愈。

妇人咽中如有炙脔（luán）[2]，半夏

妇人感觉咽喉里好像有一块烤肉堵着（吞

---

[1]热入血室：血室有狭义和广义两种说法，狭义指子宫，广义则总括子宫、肝、冲脉、任脉。热入血室，为病名，指妇女在经期或产后感受外邪，邪热乘虚侵入血室，与血相结所形成的病证。

[2]炙脔：脔指切成块的肉，炙脔即烤肉块。

厚朴汤主之。（5）

半夏厚朴汤方《千金》作胸满，心下坚，咽中帖帖，如有炙肉，吐之不出，吞之不下　半夏一升　厚朴三两　茯苓四两　生姜五两　干苏叶二两

上五味，以水七升，煮取四升，分温四服，日三夜一服。

妇人脏躁[1]，喜悲伤欲哭，象如神灵所作，数欠伸，甘麦大枣汤主之。（6）

甘麦大枣汤方　甘草三两　小麦一升　大枣十枚

上三味，以水六升，煮取三升，温分三服。亦补脾气。

妇人吐涎沫，医反下之，心下即痞，当先治其吐涎沫，小青龙汤主之。涎沫止，乃治痞，泻心汤主之。（7）

小青龙汤方见痰饮中。

泻心汤方见惊悸中。

妇人之病，因虚、积冷、结气，为诸经水断绝，至有历年，血寒积结，胞门[2]寒伤，经络凝坚。

在上呕吐涎唾，久成肺痈，形体损分。在中盘结，绕脐寒疝；或两胁疼

---

[1]脏躁：病证名。主要表现为精神失常。

[2]胞门：指子宫。

不下去，也吐不出来），应该用半夏厚朴汤来治疗。（方略）

将半夏、厚朴、茯苓、生姜、干苏叶这五味药，用七升水，煎煮到还剩下四升的时候，分四次温服，白天服三次，晚上服一次。

妇人患脏躁，经常情绪低落想要哭泣（说话做事都不受自己意识的控制），像鬼神附体一样，频繁打哈欠、伸懒腰，应该用甘麦大枣汤来治疗。（方略）

将甘草、小麦、大枣这三味药，用六升水，煎煮到还剩下三升的时候，分三次温服。这个方子还具有补益脾气的作用。

妇人口水较多（本应该使用温肺化饮的方法），医生反而使用了攻下的方法，从而导致胃脘部痞硬，应该先治疗吐口水较多的病证，用小承气汤治疗。吐口水停止了，再治疗痞证，应该用泻心汤来治疗。

妇科病，都是由于正气虚弱、寒邪积聚、气机阻滞，引起月经不调或闭经。得病时间长了（寒邪会侵入血分），寒邪与瘀血凝结在子宫，寒邪损伤经络就会引发各种疾病。

如果病位偏上焦就会引起呕吐清稀痰涎唾沫，时间久了会发展为肺痈，损伤人的身体。病位偏中焦（寒邪凝结），会引发寒疝，造成脐

痛，与脏相连；或结热中，痛在关元，脉数无疮，肌若鱼鳞，时着男子，非止女身。在下未多，经候不匀，令阴掣痛，少腹恶寒；或引腰脊，下根气街，气冲急痛，膝胫疼烦。奄（yǎn）忽眩冒[1]，状如厥癫；或有忧惨，悲伤多嗔（chēn）[2]，此皆带下，非有鬼神。

久则羸瘦，脉虚多寒。三十六病，千变万端；审脉阴阳，虚实紧弦；行其针药，治危得安；其虽同病，脉各异源；子当辨记，勿谓不然。（8）

周疼痛，有时两胁疼痛，而向下牵连肝脏。如果热邪结于中焦，则脐下关元部位就会出现疼痛，脉数，不会形成痈肿疮疡，皮肤干燥起皱纹就像鱼鳞一样，以上的病证也可以出现在男子身上，并不是只见于妇人。病位偏于下焦的情况比较单一，主要症状是月经不调，阴部牵掣疼痛，小腹怕冷，有时牵引腰背疼痛，或者是向下连及气街穴、气冲穴拘急疼痛，同时伴有小腿严重疼痛。有时忽然感觉头晕、视物模糊，像厥逆癫痫，或有时感到情绪低落，经常生气，都属于妇科病的范畴，并不是鬼神作祟。

患病时间长了，身体就会虚弱瘦削，脉虚，身体寒象明显。总之，三十六种妇科疾病，变化多端，在诊断疾病的时候应该仔细分析患者脉象的阴、阳、虚、实、紧、弦等情况，然后再确定是使用针刺还是药物进行治疗，最后使患者转危为安。但是必须注意的是，症状虽然相同，但是脉象不同，病因病机不同，在诊疗时应该辨别清楚，切忌疏忽大意。

问曰：妇人年五十所，病下利数十日不止，暮即发热，少腹里急，腹满，手掌烦热，唇口干燥，何也？师曰：此病属带下。何以故？曾经半产，瘀血在少腹不去。何以知之？其证唇口干燥，故知之。当以温经汤主之。（9）

提问：一位五十岁左右的妇人漏血几十天还没有好，到晚上就会发热，小腹拘紧疼痛，腹部胀满，手掌心发热，口唇干燥，这是什么病呢？老师回答说：这种疾病属于妇科病。为什么会出现这些症状？这是因为患者曾经有过小产，瘀血在子宫中没有清除干净。怎么知道是这样的原因呢？从患者口唇干燥的症状就可以知道了。应该用温经汤来治疗。（方略）

温经汤方　吴茱萸三两　当归二两　川芎二两　芍药二两　人参二两　桂枝二两　阿胶二两　生姜二两　牡丹皮二两，去心　甘草二两　半夏半斤　麦门冬一升，去心

上十二味，以水一斗，煮取三升，分温三服。亦主妇人少腹寒，久不受胎；兼取崩中去血，或月水来过多，及至期不来。

将吴茱萸、当归、川芎、芍药、人参、桂枝、阿胶、生姜、牡丹皮、甘草、半夏、麦门冬这十二味药，用一斗水，煎煮到还剩下三升的时候，分三次温服。这个方子也可以用来治疗妇女小腹寒冷，不易受孕；还可以治疗血崩、月经过多、月经延后等疾病。

---

[1]奄忽眩冒：指忽然发生晕厥

[2]多嗔：时常发怒。

带下经水不利[1]，少腹满痛，经一月再见[2]者，土瓜根散主之。（10）

土瓜根散方 阴癩（tuí）肿[3] 亦主之 土瓜根 芍药 桂枝 䗪虫各三两

上四味，杵为散，酒服方寸匕，日三服。

妇科病患者，月经不通畅，小腹胀满疼痛，月经一个月来潮两次，应该用土瓜根散来治疗。（方略）

将土瓜根、芍药、桂枝、䗪虫这四味药，捣成散剂，用酒送服一方寸匕，每日三次。

寸口脉弦而大，弦则为减，大则为芤，减则为寒，芤则为虚，寒虚相搏，此名曰革，妇人则半产漏下，旋覆花汤主之。（11）

旋覆花汤方 见五脏风寒积聚篇。

寸口脉象弦而大，弦脉重按减弱，大脉按之中空如芤脉，重按减弱的弦脉提示寒证，大而中空的芤脉提示虚证，弦脉芤脉之象并见，称为革脉。妇人见革脉多有小产、漏下，应用旋覆花汤来治疗。

妇人陷经[4]，漏下，黑不解，胶姜汤主之臣亿等校（jiào）诸本无胶姜汤方，想是前妊娠中胶艾汤。（12）

妇人子宫出血不止，血色发黑，应该用胶姜汤来治疗（林亿等人校勘了各种版本中都没有胶姜汤这个方子的组成，想必是前面妇人妊娠病篇中的胶艾汤）。

妇人少腹满如敦（duì）[5]状，小便微难而不渴，生后者，此为水与血俱结在血室也，大黄甘遂汤主之。（13）

大黄甘遂汤方 大黄四两 甘遂二两 阿胶二两

上三味，以水三升，煮取一升，顿服之，其血当下。

妇人小腹胀满如敦状，小便稍有不通畅，不口渴，如果是生产之后的患者，这是水与血凝结在子宫的缘故，应该用大黄甘遂汤来治疗。（方略）

将大黄、甘遂、阿胶这三味药，用三升水，煎煮到还剩下一升的时候，一次服完，服药之后恶露应该能够排出。

---

[1]经水不利：指月经来潮但是不畅。

[2]经一月再见：指月经一个月来潮两次。

[3]阴癩肿：指外阴部有较硬的卵状肿块。

[4]陷经：指经气下陷，下血不止。

[5]敦：古代盛放物品的器皿，形状上下稍锐，中部肥大。

妇人经水不利下，抵当汤主之。亦治男子膀胱满急有瘀血者。（14）

抵当汤方　水蛭三十个，熬　虻虫三十个，熬，去翅足　桃仁二十个，去皮尖　大黄三两，酒浸

上四味，为末，以水五升，煮取三升，去滓，温服一升。

妇人月经不畅或停经，应该用抵挡汤来治疗（也可以用来治疗膀胱胀满，拘急疼痛而有瘀血的男子）。（方略）

将水蛭、虻虫、桃仁、大黄这四味药，打成粉末，用五升水，煎煮到还剩下三升的时候，去掉药渣，温服一升。

妇人经水闭不利，脏坚癖（pǐ）不止[1]，中有干血，下白物[2]，矾石丸主之。（15）

矾石丸方　矾石三分，烧　杏仁一分

上二味，末之，炼蜜和丸，枣核大，内（nà）脏中[3]，剧者再内之。

妇女闭经或月经不畅，子官内有干血凝结不散，白带较多，应该用矾石丸治疗。（方略）

将矾石、杏仁这二味药，打成粉末，炼蜜制成如枣核大小的丸药，放入子官内，如果病情严重的，可以再次放入药丸。

妇人六十二种风，及腹中血气刺痛，红蓝花酒主之。（16）

红蓝花酒方疑非仲景方　红蓝花一两

上一味，以酒一大升，煎减半，顿服一半，未止再服。

妇人的六十二种风病，以及腹中因气血凝滞不通而刺痛的病证，应该用红蓝花酒来治疗。（方略）

将红蓝花用一大升酒，煎煮到还剩下一半的时候，一次服用一半，如果病证没有痊愈，再服剩下的一半。

妇人腹中诸疾痛，当归芍药散主之。（17）

当归芍药散方见前妊娠中。

妇人腹部的各种疼痛，应该用当归芍药散来治疗。

---

［1］脏坚癖不止：指子官内有干血坚结不散。

［2］白物：指白带。

［3］内脏中：脏，指阴道。内脏中，指将药物放入阴道内。

妇人腹中痛,小建中汤主之。(18)

小建中汤方见前虚劳中。

妇人腹中疼痛,应该用小建中汤来治疗。

问曰:妇人病,饮食如故,烦热不得卧,而反倚息者,何也?师曰:此名转胞[1]不得溺也,以胞系了戾(lì)[2],故致此病,但利小便则愈,宜肾气丸主之。(19)

肾气丸方 干地黄八两 薯蓣四两 山茱萸四两 泽泻三两 茯苓三两 牡丹皮三两 桂枝一两 附子一两,炮

上八味,末之,炼蜜和丸梧子大,酒下十五丸,加至二十五丸,日再服。

提问:妇科病,饮食正常,心烦发热不能平卧,只能靠坐着呼吸,这是什么病证?老师回答说:这种病证称为转胞,小便不通。因为膀胱之系扭曲不顺,导致其发生,只需要通利小便就能痊愈了,可以尝试用肾气丸来治疗。(方略)

将干地黄、薯蓣、山茱萸、泽泻、茯苓、牡丹皮、桂枝、附子这八味药,打成粉末,炼蜜和成像梧桐种子大小的丸药,用酒送服十五丸,之后逐渐增加到二十五丸,每天两次。

蛇床子散方,温阴中坐药[3]。(20)

蛇床子散方 蛇床子仁

上一味,末之,以白粉[4]少许,和令相得,如枣大,绵裹内之,自然温。

蛇床子散是能够温暖前阴的外用坐药。(方略)

将蛇床子仁打成粉末,用少量铅粉,混合均匀,制成红枣大小的栓剂,用绵线将其包裹后放入阴道内,能起到暖宫的作用从而使疾病自愈。

少阴脉滑而数者,阴中即生疮,阴中蚀疮烂者,狼牙汤洗之。(21)

狼牙汤方 狼牙[5]三两

上一味,以水四升,煮取半升,以绵缠箸(zhù)如茧,浸汤沥阴中,日四遍。

患者少阴脉脉象滑而且数,阴道有疮疡,阴道中疮疡破溃,应该用狼牙汤外洗。(方略)

将狼牙草用四升水,煎煮到还剩下半升的时候,用绵线缠绕筷子成蚕茧的形状,蘸取药液滴入阴道内,每日四次。

---

[1]转胞:胞,同"脬",即膀胱。转胞为病证名,指小便不通,脐下拘急疼痛的症状。

[2]胞系了戾:了,通"缭",即缠绕不通;戾,即扭曲。胞系了戾,指膀胱之系扭曲不顺。

[3]坐药:指将药物放入阴道或肛门中,相当于现代的栓剂。这里指将药物放入阴道中。

[4]白粉:有医家认为是铅粉,燥湿除秽杀虫;有医家认为是米粉,作为外用药的赋形剂。(笔者认为是铅粉,但若使用时间较长则应去掉铅粉,以防中毒。)

[5]狼牙:指狼牙草。

胃气下泄[1]，阴吹[2]而正喧[3]，此谷气之实也，膏发煎导之。（22）

膏发煎方见黄疸中。

胃肠中浊气下泄，导致阴道中发出连续不断的像矢气一样的声音，这是胃肠燥结，腑气不畅的缘故，应该用膏发煎润导。

小儿疳虫蚀齿方疑非仲景方。（23）

小儿疳虫蚀齿方 雄黄 葶苈

上二味，末之，取腊月猪脂，熔以槐枝绵裹头四五枚，点药烙之。

治疗儿童疳热生虫，牙龈腐烂，龋齿的药方。（方略）

将雄黄、葶苈这两味药，打成粉末，用腊月的猪油，熔化后用四五枚梢上缠有绵线的槐树枝，蘸药烙口齿。

杂疗方第二十三

论一首 证一条 方二十三首

退五脏虚热，四时加减柴胡饮子方。（1）

冬三月加：柴胡八分 白术八分 陈皮五分 大腹槟榔四枚，并皮、子用 生姜五分 桔梗七分

春三月加：枳实 减白术共六味

夏三月加：生姜三分 枳实五分 甘草三分，共八味

秋三月加：陈皮三分，共六味

上各㕮咀，分为三贴，一贴以水三升，煮取二升，分温三服；如人行四五里进一服。如四体壅（yōng）[4]，添甘草少

退五脏虚损发热，四时加减柴胡饮子方。（方略）

这些药物，分别切碎之后分为三份，一份用水三升，煎煮到还剩下二升的时候，分三次温服，间隔约人行走四五里所用的时间服一次药。如果四肢有痈疮，可添加少量甘草（以解毒），然后每份药再分成三小份，每小份用一升水，煎煮到还剩下七合的时候，温服，将药渣放到一起再煎，最后得到四份药液（有医家认为此方并非出自仲景）。

---

[1]胃气下泄：指胃肠中的浊气下泄。

[2]阴吹：阴道中出声，就像矢气一样。

[3]正喧：指声音连续不断。

[4]四体壅：指四肢有痈疮。

许，每贴分作三小贴，每小贴以水一升，煮取七合，温服，再合滓为一服。重煮，都成四服疑非仲景方。

长服诃黎勒丸方疑非仲景方。（2）

诃黎勒丸方 诃黎勒煨 陈皮 厚朴各三两

上三味，末之，炼蜜丸如梧子大，酒饮服二十丸，加至三十丸。

长服诃黎勒丸（有医家认为此方并非出自仲景）。（方略）

将诃黎勒、陈皮、厚朴这三味药物，打成粉末，用炼制的蜂蜜和成梧桐种子大小的药丸，用酒送服二十丸，以后增加到三十丸。

三物备急丸方见《千金》司空裴秀为散用亦可。先和成汁，乃倾口中，令从齿间得入，至良验。（3）

三物备急丸方 大黄一两 干姜一两 巴豆一两，去皮，心，熬，外研如脂

上药各须精新，先捣大黄、干姜为末，研巴豆内中，合治一千杵，用为散，蜜和丸亦佳，密器中贮之，莫令歇。主心腹诸卒暴百病，若中恶（è）客忤[1]，心腹胀满，卒痛如锥刺，气急口噤，停尸卒死者，以暖水若酒，服大豆许三四丸，或不下，捧头起，灌令下咽，须臾当瘥，如未瘥，更与三丸，当腹中鸣，即吐下，便瘥。若口噤，亦须折齿灌之。

三物备急丸方（《备急千金要方》中记载，司空裴秀将此方作为散剂使用。先将药丸化开，然后倒入口中，使药液沿着齿缝进入口中，效果很好）。（方略）

大黄、干姜、巴豆这三味药都要是上好的，先将大黄、干姜捣成药末，然后与巴豆脂混合，用药杵捣一千下，合制成散，用蜜制作成丸药效果也很好）（方略）然后放到密闭的容器中储存，中间不要打开。三物备急丸主要治疗胃脘、腹部等各种急症。如果感受邪毒之气而致胃脘、腹部胀满，急痛就像锥子在扎一样，呼吸急促，牙关紧闭，暴死而僵卧的人，用像酒的暖水服下黄豆大小的药丸三四丸，如果患者不能服用药物，将患者的头部抬高，将药丸化成药液，灌下去，稍等片刻，症状就会减轻。如果病情没有缓解，那么再服用三四丸，如果腹部出现肠鸣音，随即患者就呕吐或腹泻的，病情就会好转。如果患者牙关紧闭，不能服用药物的，需要将患者的牙齿折断，然后在牙齿的缝隙中将药物灌进去。

治伤寒，令愈不复，紫石寒食散方见《千金翼》。（4）

使伤寒病治愈后不再复发，应该用紫石寒食散（此方见于《千金翼方》）。（方略）

---

[1]中恶客忤：指感受邪毒之气。

紫石寒食散方 紫石英 白石英 赤石脂 钟乳研，炼 栝楼根 防风 桔梗 文蛤 鬼臼（jiù）各十分 太一余粮十分，烧 干姜 附子炮，去皮 桂枝去皮，各四分

上十三味，杵为散，酒服方寸匕。

将紫石英、白石英、赤石脂、钟乳、瓜蒌根、防风、桔梗、文蛤、鬼臼、太一余粮、干姜、附子、桂枝这三十味药，捣成散剂，用酒送服一方寸匕。

救卒死方 薤捣汁，灌鼻中。

又方：雄鸡冠割取血，管吹内鼻中。猪脂如鸡子大，苦酒一升，煮沸灌喉中。鸡肝及血涂面上，以灰围四旁，立起。大豆二七粒，以鸡子白并酒和，尽以吞之。（5）

猝死的急救方：将韭菜捣烂，把韭菜汁灌到鼻子中。

救治猝死的其他方：割公鸡的鸡冠取血，用细管将鸡冠血吹到鼻子中。用鸡蛋大小的一块猪油，放到一升醋中煮沸，灌入喉中。把鸡肝和鸡血涂到脸上，四周用灰围好，患者立刻苏醒。大豆十四粒，用鸡蛋清混合白酒将大豆服下。

救卒死而壮热者方 矾石半斤，以水一斗半煮消，以渍脚，令没踝。（6）

突然昏厥且全身高热的急救方：取矾石半斤，用一斗半水将矾石煮至熔化，用矾石水泡脚，矾石水要没过脚踝。

救卒死而目闭者方 骑牛临面，捣薤汁灌耳中，吹皂荚末鼻中，立效。（7）

突然昏厥且眼睛紧闭的急救方：救治者像骑牛那样跨坐在患者身上，将韭菜汁灌入患者的耳朵中，把皂荚末吹到鼻子中，患者立刻就会好转。

救卒死而张口反折者方 灸手足两爪后十四壮了，饮以五毒诸膏散有巴豆者。（8）

突然昏厥，嘴张开，脊背僵直向后仰的急救方：先灸两手足指甲十四壮，然后再给患者服用五毒诸膏散（其中有巴豆的效果比较好）。

救卒死而四肢不收失便者方 马屎一升，水三斗，煮取二斗以洗之；又取牛洞稀粪也一升，温酒灌口中。灸心下一寸，脐上三寸，脐下四寸，各一百壮，瘥。（9）

突然昏厥且四肢松开，大小便失禁治疗方：取马屎一升，用三斗水，煮取二斗，然后擦拭患者的身体，再取稀牛粪一升，用温酒将其灌入口中。并且在心下一寸，脐上三寸，脐下四寸，各灸一百壮，疾病就痊愈了。

救小儿卒死而吐利不知是何病方 狗屎一丸，绞取汁以灌之。无湿者，水煮干者，取汁。（10）

小孩突然昏厥并且呕吐、腹泻，又不知道是什么原因导致的急救方：用狗屎一丸，拧出汁灌入口中，如果没有湿的狗屎，用水煮干狗屎，取汁服用。

治尸蹶[1]方 尸蹶（jué）脉动而无气，气闭不通，故静而死也，治方脉证见上卷，菖蒲屑，内鼻两孔中吹之，令人以桂屑着舌下。

又方：剔取左角发方寸，烧末，酒和，灌令入喉立起。（11）

尸蹶治疗方：尸蹶患者脉搏还在跳动，但是没有呼吸，这是气道不通导致的，因此安静如死了一样，可以用这种方法治疗（脉证可以参考上卷）。将菖蒲屑吹入两个鼻孔中，再将桂枝屑放入患者的舌下含着。

其他治疗方：剔取人左侧头角一方寸的头发，将其烧成灰，与酒混合，灌入患者的喉中，患者立刻好转。

救卒死，客忤死，还魂汤主之方《千金方》云：主卒忤鬼击飞尸，诸奄忽气绝无复觉，或已无脉，口噤拗不开，去齿下汤。汤下口不下者，分患者发左右，捉肩引之。药下复增取一升，须臾立苏。（12）

救治因感受外邪而突然昏厥的患者，应该使用还魂汤治疗（《备急千金要方》中记载，此方主治一切感受外邪而昏厥，气息忽然断绝，失去知觉，或者没有脉搏的患者。如果患者牙关紧闭，就将患者的牙齿拔掉，然后将药物灌入口中，如果药物灌入口中，患者不能咽下的，就分开患者的头发，用手抓住患者的肩膀两侧将药物引入。患者能咽下药物后，再灌入一升药液，稍等片刻患者就会好转）。（方略）

还魂汤方 麻黄三两，去节一方四两 杏仁七十个，去皮尖 甘草一两，炙《千金》用桂心二两

上三味，以水八升，煮取三升，去滓，分令咽之。通治诸感忤。

又方：韭根一把 乌梅二七个 吴茱萸半升，炒

上三味，以水一斗煮之，以病人栉（zhì）[2]内中，三沸，栉浮者生，沉者死，煮取三升，去滓分饮之。

将麻黄、杏仁、甘草这三味药，用水八升，煮取三升药液，去掉药渣，分两次使患者服下，可以治疗一切外感疾病。

其他方法：用韭根、乌梅、吴茱萸，用一斗水煎煮，取患者用的木梳放到其中，木梳浮起来则会痊愈，木梳下沉疾病预后不良，煎煮到还剩下三升的时候，去掉药渣，分两次服用。

---

[1] 尸蹶：病证名。指突然昏厥，不省人事，手足逆冷，气息微弱，类似于西医的休克。

[2] 栉：指梳子。

救自缢死方　自缢（yì）死，且至暮，虽已冷，必可治；暮至旦，小难也。恐此当言阴气盛故也。然夏时夜短于昼，又热，犹应可治。又云：心下若微温者，一日以上，犹可治之。

方：徐徐抱解，不得截绳，上下安被卧之。一人以脚踏其两肩，手少挽其发，常弦弦勿纵之。一人以手按据胸上，数动之；一人摩挼（lǔ）臂胫，屈伸之。若已僵，但渐渐强屈之，并按其腹。如此一炊顷，气从口出，呼吸眼开，而犹引按莫置，亦勿苦劳之，须臾，可少桂汤及粥清含与之，令濡喉，渐渐能咽，及稍止。若向令两人以管吹其两耳，深好。此法最善，无不活也。（13）

疗中暍方　凡中暍死，不可使得冷，得冷便死，疗之方。

屈草带，绕暍人脐，使三两人溺其中，令温。亦可用热泥和屈草，亦可扣瓦碗底，按及车缸，以着暍人，取令溺，须得流去。此谓道路穷卒无汤，当令溺其中，欲使多人溺，取令温。若有汤便可与之，不可泥及车缸，恐此物冷。暍既在夏月，得热泥土，暖车缸，亦可也。（14）

上吊自杀的急救方：上吊自杀的人，时间从早晨到傍晚，虽然身体已经凉了，但是一定有救治的机会。如果时间是从傍晚到次日早晨，救治起来有一定的困难，可能是因为这个时间段阴气太盛的缘故。然而夏天晚上的时间较白天的时间要短，而且天气比较热，这种情况尚且可以治疗。另一种说法：心下如果稍稍温暖的，已经上吊一天，也有可以治愈的方法。

救治方法：缓慢地将患者从绳子上解下来，切不可急切地切断绳子，将患者放在被子上，再用被子盖好，让一个人的脚踩在患者的双肩处，用手挽起患者的一些头发，紧紧握住不要放松，一人用手按在患者的胸口处，连续而有节律地上下按压；另一人按揉患者的手臂、小腿使之屈伸，如果患者的身体已经僵硬，就慢慢地强制屈伸患者的四肢，并按压其腹部。这样大概一顿饭的时间，患者有气从口中呼出，呼吸恢复，眼睛也睁开了，此时应该继续按压患者的腹部，不要停止，但也不要让患者有过度疲劳的感觉。稍等片刻之后，可给患者喝少量肉桂汤及米粥来润润喉咙，患者稍微喝下去一点之后，上面的动作就可以渐渐停止了。如果再有两个人用笔管向患者的两耳中吹气，气吹向耳中，越深越好。这种急救的效果最好，没有救不活的。

治疗中暑的急救方：凡是中暑的患者，一定不能使用凉水，患者喝了凉水就会加重病情，甚至死亡。

治疗方法：用草绳制成带子，绕在患者的脐部，其中要有两三个人的小便，使患者的脐部有温暖的感觉。还可以用热泥和草绳圈，还可以扣上瓦罐底或者按上车缸，放在患者的脐上，使小便在其中，并且不要让小便流走。这种方法适宜在偏僻的野外，短时间找不到热水，就让人小便在其中，而且需要很多人的小便，使患者的脐上有温暖的感觉，其功效就好像热水一样，只要取用方便就可以用这种方法。但是不可以让患者接触车缸，因为车缸太冷，中暑发生在夏天，用热的泥土温暖车缸，也是可以的。

救溺死方 取灶中灰两石[1]余，以埋人，从头至足，水出七孔，即活。

上疗自缢溺暍之法，并出自张仲景为之。其意殊绝，殆非常情所及，本草所能关，实救人之大术矣。伤寒家数有暍病，非此遇热之暍见《外台》《肘后》目。（15）

落水淹死的急救方：取灶中的灰，两石多，将人从头到脚埋起来，体内的水会从人的七窍中溢出来，患者就可以救活了。

以上上吊自杀、落水淹死的急救方法出自张仲景，其方法与众不同，恐怕不是一般人能做到的，也不是单凭本草就可以救治患者的，这种急救方法是救人性命的高明医术。有些研究伤寒的医家认为有多种暍病，并不是以上提到的感受暑邪的中暑（见于《外台秘要》和《肘后备急方》的目录中）。

治马坠及一切筋骨损方见《肘后方》 大黄一两，切，浸，汤成下 绯（fēi）帛如手大，烧灰 乱发如鸡子，烧灰用 久用炊单布一尺，烧灰 败蒲一握三寸 桃仁四十九枚，去皮、尖，熬 甘草如中指节，炙，剉

上七味，以童子小便量多少，煎成汤，内酒一人盏，次下大黄，去滓，分温三服，先剉败蒲席半领，煎汤浴，衣被盖覆，斯须[2]，通利数行，痛楚立瘥，利及浴水赤，勿怪，即瘀血也。（16）

治疗从马上摔下来，以及一切筋骨损伤的方法（见于《肘后备急方》中）。（方略）

将大黄、绯帛、乱发、炊单布、败蒲、桃仁、甘草这七味药物，先煎童子尿，然后再放入一大杯酒，之后放入大黄，煎好后，去掉药渣，分三次温服。另外，先将半件衣服大小的旧蒲席切碎，然后煎汤进行药浴，再穿好衣服，盖上被子，稍等一会儿，多次大便之后，疼痛就会减轻。排出的大便和洗浴的水都是红色的，不要大惊小怪，这是体内瘀血排出体外的缘故。

---

[1]石：旧重量单位，1石等于4钧，1钧等于30斤。

[2]斯须：形容很短的时间。

禽兽鱼虫禁忌并治第二十四

论辨二首　合九十法　方二十一首

凡饮食滋味，以养于生，食之有妨，反能为害。自非服药炼液，焉能不饮食乎？切见时人，不闲调摄，疾疢（chèn）竞起，若[1]不因食而起。苟全其生，须知切忌者矣。所食之味，有与病相宜，有与身为害，若得宜则益体，害则成疾，以此致危，例皆难疗。凡煮药饮汁，以解毒者，虽云救急，不可热饮，诸毒病得热更甚，宜冷饮之。（1）

凡是饮食五味，都是用来帮助调养生命的，若食用有误，反而会对身体有害。如果不是炼丹、辟谷的人，怎能离得开日常的饮食呢？看看现在的人，平常不注意调护摄养，以致疾病相继产生，都是因饮食不当而引起。若想保全身体不使其有病，就必须要了解饮食禁忌。吃的食物，有的与治病相符，有的则对身体有害，相符则有助于身体的恢复，有害便会引起疾病，像这样发展而成的危重情况，都较难治疗。凡是用来解毒的汤药，即使情况危急，也不可热服，这是因为由中毒而引起的疾病遇热汤后会更严重，如此便应该冷却后服用。

肝病禁辛，心病禁咸，脾病禁酸，肺病禁苦，肾病禁甘[2]。春不食肝，夏不食心，秋不食肺，冬不食肾，四季不食脾。辨曰：春不食肝者，为肝气王，脾气败，若食肝，则又补肝，脾气败尤甚，不可救。又肝王之时，不可以死气入肝，恐伤魂也。若非王时即虚，以肝补之佳，余脏准此。（2）

患肝病的人应禁食辛味的食物，患心病的人应禁食咸味的食物，患脾病的人应禁食酸味的食物，患肺病的人应禁食苦味的食物，患肾病的人应禁食甘味的食物。春季不宜吃肝，夏季不宜吃心，秋季不宜吃肺，冬季不宜吃肾，四季都不宜吃脾。解释说：春季不宜吃肝，是因为春天肝气本来就旺，而脾气较弱，如果再吃肝，则肝气更旺，（肝木克伐脾土）而脾气愈发衰败，便无法救治了。并且，肝气旺时补肝，因死气入肝，恐损害肝脏所藏之魂。若非肝旺之时则肝虚，就可以食肝以补益肝气，其他脏器以此为准则。

---

[1] 若：俞嘉言的注本写作“莫”。

[2] 肝病禁辛……肾病禁甘：这是根据五脏对应五味的五行相克关系而论的饮食禁忌。五行相克规律是：金克木，水克火，木克土，火克金，土克水。例如，肝属木，辛入肺而属金，因金克木，所以肝病禁辛，以此类推。

凡肝脏，自不可轻啖[1]，自死者弥甚。（3）

动物的肝脏不可轻易食用，其中是因为动物自己得病而死的就更不能食用了。

凡心皆为神识所舍[2]，勿食之，使人来生复其报对矣。（4）

心是神志意识所在的器官，不可食用，否则来生要遭受报复。

凡肉及肝，落地不着尘土者，不可食之。猪肉落水浮者，不可食。诸肉及鱼，若狗不食、鸟不啄者，不可食。（5）

凡是肉类或肝脏，落在地上不沾染尘土的，不可食用。猪肉能够浮于水面之上的，不可食用。肉类和鱼类，如果狗不吃、鸟不啄的，不可食用。

诸肉不干，火炙不动，见水自动[3]者，不可食之。肉中有如米点者，不可食之。六畜[4]肉热血不断者，不可食之。父母及身本命肉，食之，令人神魂不安。食肥肉及热羹，不得饮冷水。诸五脏及鱼，投地尘土不污者，不可食之。（6）

肉类如果风吹不干，用火烤也没有变化，而放入水中却能动起来的，不可食用。肉中有米点样异物的，不可食用。各种牲畜如果因流血不断而死的，其肉不可食用。食用与父母以及自己的属相相合的动物之肉，会让人神志不宁、魂魄不安。吃肥肉和热肉汤时，不可饮用冷水。凡是五脏肉和鱼类，掉落在地上后不沾染尘土的，不可食用。

秽（huì）饭[5]、馁（něi）肉[6]、臭鱼，食之皆伤人。自死肉，口闭者，不可食之。（7）

食用被污染的饭食以及腐烂的肉类、鱼类，会损伤身体。动物自己因病而死以致口闭不开的，不可食用。

六畜自死，皆疫（yì）死，则有毒，

凡是牲畜自己死亡的，都是感染疫病所致，其肉有毒，不可食用。兽类死亡，凡是头朝北

---

［1］啖：指吃。

［2］心皆为神识所舍：舍，居住的意思。中医学理论认为，心藏神，为神明的居所。

［3］诸肉不干，火炙不动，见水自动：肉类一般经风吹、火烤后会失去水分而变干，但因腐败而有所肿胀的肉却不会发生此类变化，反而遇到水会产生气泡而浮动起来。

［4］六畜：指牛、马、猪、羊、犬、鸡六种动物。

［5］秽饭：指被污染的饭食。

［6］馁肉：指腐败的肉类、鱼类。

不可食之。兽自死，北首[1]及伏地[2]者，食之杀人。食生肉，饱饮乳，变成白虫一作血蛊。疫死牛肉，食之令病洞下[3]，亦致坚积，宜利药下之。脯（fǔ）[4]藏米瓮（wèng）中，有毒，及经夏食之，发肾病。（8）

或者倒地而死的，其肉食用起来对人体有害。吃生肉，喝生奶，体内容易生寄生虫（另一种说法是会形成血蛊）。得瘟疫而死的牛，吃其肉会让人泄泻不止，也会导致腹中坚硬有包块，此时应该用攻下的药物以消积攻滞。肉干贮藏在米缸中，时间久了会变得有毒，到了炎热的夏天食用，会引发肾病。

治[5]自死六畜肉中毒方　黄柏屑，捣，服方寸匕。（9）

治疗因食用有病动物的肉而中毒的方法：黄柏的碎屑，捣碎，服用一方寸匕。

治食郁肉[6]漏脯[7]中毒方　郁肉，密器盖之，隔宿者是也。漏脯，茅屋漏下沾着者是也　烧犬屎[8]，酒服方寸匕。每服人乳汁亦良。饮生韭汁三升，亦得。（10）

治疗食用郁肉、漏脯而中毒的方法（郁肉，是指盖在密封容器里过夜的肉；漏脯，是指挂在茅屋下经漏水打湿而变质的肉）：烧过的狗屎，用酒送服一方寸匕；喝人的乳汁效果也很好；喝生韭菜汁三升，也有效。

治黍米[9]中藏于脯食之中毒方　大豆浓煮汁，饮数升，即解。亦治狸肉、漏脯等毒。（11）

治疗因食用贮藏于黍米中变质的干肉而中毒的方法：将大豆煮成浓汁，喝下几升，就可解毒。也可治疗因食用野猫肉或者漏脯所导致的中毒。

治食生肉中毒方　掘地深三尺，取其下土三升，以水五升，煮数沸，澄清汁。饮一升，即愈。（12）

治疗因食用生肉而中毒的方法：挖地三尺，取用三升地下的土，用五升水煮，当水沸腾数次后，取用澄清的汁。喝一升，即可痊愈。

---

[1]北首：指头向北。

[2]伏地：指伏倒在地，多因暴病所致。

[3]洞下：也叫"洞泄"，指泄泻无度。

[4]脯：指干肉。

[5]治：《肘后备急方》作"食"；《外台秘要》作"又食"。

[6]郁肉：指肉类密封放置过夜后腐烂变质。

[7]漏脯：指干肉悬挂于屋檐，经漏水浸泡后变质。

[8]犬屎：指狗屎。

[9]黍米：为禾本科黍属植物黍的种子，即高粱。古人有将干肉贮藏在黍米中的做法。

治六畜鸟兽肝中毒方 水浸豆豉，绞取汁，服数升愈。（13）

治疗因食用六畜或者鸟兽的肝脏而中毒的方法：用水浸泡豆豉，绞汁取用，喝数升即愈。

马脚无夜眼者，不可食之。食酸[1]马肉，不饮酒，则杀人。马肉不可热食，伤人心。马鞍下肉，食之杀人。白马黑头者，不可食之。白马青蹄者，不可食之。马肉、狁（tún）肉[2]共食，饱醉卧，大忌。驴马肉合猪肉食之，成霍乱。马肝及毛，不可妄食，中毒害人。（14）

马前脚上没有"夜眼"的，其肉不可食用。吃马肉时如果不饮酒，会损伤身体。马肉不可热吃，否则会损伤心神。马鞍覆盖部位的肉，吃了会损害身体。白马而头为黑色的，不可食用。白马而见青蹄的，不可食用。马肉和猪肉一同食用，又饱食醉酒而卧，是犯大忌。驴肉、马肉和猪肉一同食用，会导致上吐下泻的霍乱病。马肝和马毛，不可随便食用，容易使人中毒。

治马肝毒中人未死方 雄鼠屎二七粒，末之，水和服，日再服。

又方：人垢[3]，取一方寸匕，服之佳。（15）

治疗食用马肝而中毒尚未死亡的方法：将十四粒雄鼠屎研成末，用水调和服用，每日两次。

另有一个方子：人头垢，取方寸匕，服后效果良好。

治食马肉中毒欲死方 香豉二两 杏仁三两

上二味，蒸一食顷[4]，熟，杵之，服，日再服。

又方：煮芦根汁，饮之良。（16）

治疗因食用马肉而中毒将要死亡的方法：用二两香豉，三两杏仁，这两味药，蒸一顿饭的时间，熟后，捣碎服用，每日两次。

还有一个方：煮芦根，取汁饮用，效果佳。

---

[1] 酸：《外台秘要》作"骏"讲。

[2] 狁肉：即豚肉，小猪的肉，此处泛指猪肉。

[3] 人垢：指人的头垢，但此法令人费解。

[4] 一食顷：计时单位，指吃一顿饭的时间。

疫死牛，或目赤，或黄，食之大忌。牛肉共猪肉食之，必作寸白虫[1]。青牛[2]肠，不可合犬肉食之。牛肺从三月至五月，其中有虫如马尾，割去勿食，食则损人。牛、羊、猪肉，皆不得以椿木、桑木蒸炙，食之令人腹内生虫。啖蛇牛肉杀人，何以知之？啖蛇者，毛发向后顺者，是也。（17）

治啖蛇牛肉食之欲死方　饮人乳汁一升，立愈。

又方：以泔（gān）洗头，饮一升，愈。牛肚细切，以水一斗，煮取一升，暖饮之，大汗出者，愈。（18）

治食牛肉中毒方　甘草煮汁，饮之即解。（19）

羊肉其有宿热者，不可食之。羊肉不可共生鱼、酪（lào）食之，害人。羊蹄甲中有珠子白者，名羊悬筋，食之令人癫。白羊黑头，食其脑，作肠痈。羊肝共生椒[3]食之，破人五脏。猪肉共羊肝和

因瘟疫而病死的牛，有的目赤，有的目黄，千万不可以食用大忌。（不熟的）牛肉与猪肉共同食用，会感染寸白虫。青牛肠不可与狗肉一同食用。三月至五月间的牛肺，多生有像马尾一样的虫，应当割去，不能食用，食用则有损身体。牛、羊、猪肉都不可用椿木和桑木蒸煮、烤炙，若食用会让人腹中生虫。因吃蛇而死的牛，其肉食之有损身体，该如何辨别？吃蛇而死的牛，毛发会向后，就是这样辨别。

治疗因食用吃蛇而死的牛肉而中毒将要死亡的方法：饮用人乳一升，会很快痊愈。还有一方：用淘米水洗头，并饮用淘米水一升，能够治愈这种疾病。将牛肚切成细丝，用一斗水，煎煮到还剩下一升的时候，趁热饮用，服用之后患者出了很多汗就痊愈了。

治疗因食用牛肉而中毒的方法：用甘草煮汁，喝下就可以解毒。

原本体内有热的羊，其肉不可食用。羊肉不能与生鱼、奶酪一同食用，否则会对身体有害。羊的蹄甲上有如珠子一般的白色斑点者，叫作羊悬筋，若食用，会让人发癫痫。食用黑头白羊的脑，会使人患肠痈。羊肝与花椒一同食用，会伤人五脏。猪肉与羊肝一同食用，会

---

［1］寸白虫：即猪肉绦虫或牛肉绦虫。

［2］青牛：皮色青苍的牛，多指水牛。《金匮要略直解》中有言："青牛，水牛也。其肠性温，犬肉性热，温热之物，不可合食。"

［3］生椒：即花椒，有温中祛湿的作用。

食之，令人心闷。猪肉以生胡荽（suī）[1] 食之，烂人脐。猪脂[2] 不可合梅子[3] 食之。猪肉和葵食之，少气。鹿肉不可和蒲白[4] 作羹，食之发恶疮。麋（mí）脂[5] 及梅李子，若妊妇食之，令子青盲[6]，男子伤精。獐（zhāng）肉不可合虾及生菜、梅、李果食之，皆病人。痼疾人不可食熊肉，令终身不愈。（20）

使人心胸胀闷。猪肉与生香菜一同食用，会使人肚脐周围腐烂。猪油不可与梅子一同食用。猪肉与葵菜一同食用，使人感觉气短。鹿肉不可与蒲菜一同做肉羹，若食用会使人发恶疮。若麋鹿的脂肪与梅子、李子一同食用，会使怀孕的妇人腹中孩子眼睛患青盲；男子则伤精。獐肉不可与虾、生菜、梅子和李子一同食用，若食用则伤人身体。久病不愈的人不可吃熊肉，会使疾病终身不能痊愈。

白犬自死，不出舌者[7]，食之害人。食狗鼠余，令人发瘘疮[8]。（21）

白狗死后不吐舌头的，吃其肉会伤人身体。吃狗、鼠吃剩下的食物，会使人发瘘疮。

治食犬肉不消，心下坚，或腹胀，口干大渴，心急发热，妄语如狂，或洞下方 杏仁一升，合皮，熟，研用

以沸汤三升和，取汁分三服，利下肉片，大验。（22）

食用狗肉后不消化，胸腹胀满，口干燥，非常渴，心中急躁发热，谵语妄言如同狂证，或者出现严重的腹泻，其状治疗的方法：杏仁一升，不去皮，煮熟，研碎用。

用沸水三升，调和均匀，取汁，分三次服用，服后可泻下肉片，疗效非常好。

妇人妊娠，不可食兔肉、山羊肉及鳖、鸡、鸭，令子无声音。兔肉不可合白

妇人怀孕后，不可吃兔肉、山羊肉以及鳖肉、鸡鸭肉，否则会使孩子不能发声。兔肉不可与白鸡肉一同吃，会使人面色发黄。烹调兔

---

[1]胡荽：即芫荽，又称香菜，有发表透疹的作用。

[2]猪脂：指猪油。

[3]梅子：即青梅，味酸，生津止渴。

[4]蒲白：即蒲菜，为香蒲的嫩芽。

[5]麋脂：即麋鹿的脂肪。

[6]青盲：中医眼科病名，表现为视力逐渐减退，甚至失明，但眼睛外观不变。

[7]白犬自死，不出舌者：《医宗金鉴》言："凡犬死，必吐舌，惟中毒而死，其舌不吐，毒在内也，故食之害人。"

[8]瘘疮：中医病名，古称"刀马侠瘰"，后世称"瘰疬"，指结核生于腋下或颈旁。

鸡肉食之，令人面发黄。兔肉着干姜食之，成霍乱[1]。凡鸟自死，口不闭，翅不合者，不可食之。诸禽肉，肝青者，食之杀人。鸡有六翮（hé）[2]四距[3]者，不可食之。乌鸡白首者，不可食之。鸡不可共葫荽食之，滞气一云鸡子。山鸡不可合鸟兽肉食之。雉（zhì）[4]肉久食之，令人瘦。鸭卵[5]不可合鳖肉食之。妇人妊娠食雀肉，令子淫乱无耻。雀肉不可合李子食之。燕肉勿食，入水为蛟龙所唻。（23）

肉若用干姜，会使人上吐下泻。凡是鸟类死亡后，口不闭合、翅膀也不收敛的，不可食用。凡是禽类的肉，若是肝见青色的，食用后会损伤身体。鸡有六个翅膀、四只脚爪的，不可食用。乌鸡见白头的，不可食用。鸡肉（有人认为是鸡蛋）不可与香菜一同食用，食用会令人胀气。山鸡不可与其他种类的鸟兽肉一同食用。长期食用野鸡肉会使人消瘦。鸭蛋不可与鳖肉一同食用。妇人怀孕后，若是吃麻雀的肉，会导致生下的孩子性情淫乱。麻雀肉不可与李子一同食用。燕子肉不可食用，否则入水会被蛟龙所吃。

治食鸟兽中箭肉毒方 鸟兽有中毒箭死者，其肉有毒，解之方：大豆煮汁及盐汁[6]服之，解。（24）

治疗食用因中毒箭而死的鸟兽肉的方法：鸟兽因中毒箭而死的，其肉也有毒，如果误食，解救之方为将大豆煮汁与蓝汁一同服用，可解毒。

鱼头正白如连珠至脊上，食之杀人。鱼头中无腮者，不可食之，杀人。鱼无肠胆者，不可食之，三年阴不起，女子绝生。鱼头似有角者，不可食之。鱼目合者，不可食之。六甲[7]日，勿食鳞甲

鱼头上有白斑，并且如连珠般一直延伸到脊背上的，这种肉食用后会伤人身体。鱼头中没有腮的，不可食用，会伤人。若鱼没有肠和胆的，不可食用，否则男子食用后会导致三年阴茎不起，女子则导致不能生育。鱼头上长有像角一样东西的，不可食用。鱼目闭合的，其肉不可食用。六甲之日，不可食用带有鳞甲之

---

[1]霍乱：此处指吐泻无度。

[2]翮：指翅膀。

[3]距：指雄鸡鸡爪后突出的部分，此处泛指鸡爪。

[4]雉：即野鸡。

[5]鸭卵：即鸭蛋。

[6]盐汁：盐，吴勉的注本和《外台秘要》中都写作"蓝"。蓝汁，即蓼实、蓼蓝的果汁，《神农本草经》言"主解诸毒"。

[7]六甲：即甲子、甲寅、甲辰、甲午、甲申、甲戌之日，古人认为是妇女容易受孕的日子。

之物。鱼不可合鸡肉食之。鱼不得合鸬鹚（lú cí）[1]肉食之。鲤（lǐ）鱼鲊（zhǎ）[2]，不可合小豆藿食之，其子不可合猪肝食之，害人。鲤鱼不可合犬肉食之。鲤鱼不可合猴、雉肉食之，一云不可合猪肝食。鳀（tí）鱼[3]合鹿肉生食，令人筋甲缩。青鱼鲊，不可合生葫荽及生葵并麦中[4]食之。鳅（qiū）[5]、鳝（shàn）[6]不可合白犬血食之。龟肉不可合酒、果子食之。鳖目凹陷者及厌下有王字形者，不可食之。其肉不得合鸡、鸭子食之。龟、鳖肉不可合苋菜食之。虾无须及腹下通黑，煮之反白者，不可食之。食鲙（kuài）[7]，饮乳酪，令人腹中生虫，为瘕。（25）

治食鲙不化成瘕病[8]方　鲙食之，在心胸间不化，吐复不出，速下除之，久成瘕病，治之方。（26）

橘皮一两　大黄二两　朴硝二两

上三味，以水一大升，煮至小升，顿服即消。

类的食物。鱼肉不可与鸡肉一同食用。鱼肉不可与鸬鹚肉一同食用。鲤鱼肉不可与赤小豆叶一同食用；鲤鱼卵不可与猪肝一同食用，会损害身体。鲫鱼不可与猴肉、野鸡肉一同食用，另有一种说法是不可与猪肝一同食用。鳀鱼不可与鹿肉一同生吃，会使人筋脉拘急。青鱼不可与香菜、生葵菜以及麦酱一同食用。泥鳅、黄鳝不可与白狗血一同食用。龟肉不可与瓜果、酒一同食用。鳖目凹陷以及腹甲上的纹路呈王字形的，不可食用。另外，鳖肉不可与鸡蛋、鸭蛋一同食用。龟肉、鳖肉不可与苋菜一同食用。虾无须以及腹下通体皆黑，煮后反而变白的，不可食用。吃生鱼片、喝乳酪，会使人腹中生虫而形成结块。

治疗吃生鱼片后不消化而成瘕病的方法：吃了生鱼片后，积滞在腹中不消化，又吐不出来，应赶快攻下，否则久而久之会生发瘕病，治疗的方法是将橘皮、大黄、朴硝这三味药，用一大升水，煎煮到还剩下一小升的时候，一次喝完，瘕病很快就会痊愈。

[1]鸬鹚：指一种善于潜水捕鱼的鸟。
[2]鲤鱼鲊：即鲤鱼肉。
[3]鳀鱼：即鲇（nián）鱼。
[4]麦中：《外台》引《肘后》作"酱"。
[5]鳅：即泥鳅。
[6]鳝：即黄鳝。
[7]鲙：即生鱼片。
[8]瘕病：此处指体内的结块。

食鲙多不消，结为癥病，治之方 马鞭草

上一味，捣之饮之，或以姜叶汁饮之一升，亦消。又可服吐药吐之（27）

吃了过多的生鱼片不消化以至于生出癥病的治疗方法：将马鞭草这一味药，捣取汁，饮用，或者用姜叶捣汁，饮用一升，也可以消除。还可以用催吐药催吐。

食鱼后中毒，两[1]**肿烦乱，治之方** 橘皮

浓煎汁，服，即解（28）

吃鱼后中毒，出现两颊肿胀烦乱的症状，治疗的方法为橘皮煎取浓汁服用，即可解毒。

食鲦鲕（hóu yí）鱼[2]**中毒方** 芦根

煮汁，服之即解。（29）

治疗吃河豚中毒的方法：芦根煮汁饮用即可解毒。

蟹目相向，足斑目赤者，不可食之。（30）

如果螃蟹两目相对，足上长有斑纹，且目发红，不可食用。

食蟹中毒治之方 紫苏

煮汁，饮之三升。紫苏子捣汁饮之，亦良。

又方：冬瓜汁饮二升，食冬瓜亦可。（31）

治疗吃螃蟹而中毒的方法：紫苏煮汁，饮用三升。用紫苏子捣汁饮用，效果也好。

还有一方：饮用冬瓜汁二升，或者直接吃冬瓜也可以。

凡蟹未遇霜，多毒，其熟者，乃可食之。蜘蛛落食中，有毒，勿食之。凡蜂、蝇、虫、蚁等多集食上，食之致瘘。（32）

凡是未经霜的螃蟹，多有毒，必须完全做熟才能食用。蜘蛛落到食物中，会有毒，食物不宜再吃。若见蜜蜂、苍蝇、虫蚁等积聚在食物上，说明食物已经腐败，食用的话会使人生瘘疮。

---

[1] 两：一种版本为"面"，可取。

[1] 鲦鲕鱼：即河豚。

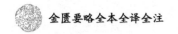

果实菜谷禁忌并治第二十五

果子生食生疮。果子落地经宿，虫蚁食之者，人大忌食之。（1）

没有成熟的果子，吃了之后容易生疮。果子掉落在地上，经过一夜，被虫子、蚂蚁等咬过的，人千万不能再吃了。

生米停留多日，有损处，食之伤人。（2）

新米存放的时间长了，有发霉或者被虫子咬过的，吃了之后对人身体有害。

桃子多食，令人热，仍不得入水浴，令人病淋沥寒热病。杏酪不熟，伤人。梅多食，坏人齿。李不可多食，令人胪（lú）胀。林檎（qín）[1]不可多食，令人百脉弱[2]。橘柚多食，令人口爽，不知五味。梨不可多食，令人寒中。金疮、产妇亦不宜食。樱桃、杏，多食伤筋骨。安石榴不可多食，损人肺。胡桃不可多食，令人动痰饮。生枣多食，令人热渴气胀，寒热羸瘦者，弥不可食，伤人。（3）

桃子吃多了会让人发热，吃完桃不能洗澡，否则会使人得寒热持续不退的病。杏仁的加工品，没有熟的话，吃了对人身体有害。青梅吃多了，会损害人的牙齿。李子不能多吃，否则会使人腹胀。苹果不能多吃，否则会使人百脉闭塞，全身无力。橘子、柚子吃多了，会使人口舌不能辨别气味。梨不能多吃，否则令人中焦虚寒，患金疮的人、产妇都不宜吃。樱桃、杏吃多了，对筋骨不利。安石榴不能多吃，否则损伤人的肺气。胡桃不能多吃，否则会引发体内痰饮。生枣吃多了，会使人感到烦热口渴而且腹胀，寒热消瘦的人更不能吃，否则伤害身体。

食诸果中毒治之方　猪骨烧过

上一味，末之，水服方寸匕。亦治马肝、漏脯等毒。（4）

吃各种果子导致中毒的救治方法：将烧过的猪骨这一味药，打成粉末，用水送服一方寸匕。也可以救治因为吃了马肝、漏脯等中毒的人。

木耳赤色及仰生者，勿食。菌仰卷及赤色者，不可食。（5）

红色卷向上的木耳，不能食用。凡是红色卷向上生的菌类，都不能食用。

---

[1] 林檎：即苹果。

[2] 百脉弱：指百脉闭塞不通。

食诸菌中毒，闷乱欲死，治之方　人粪汁，饮一升；土浆，饮一二升；大豆浓煮汁，饮之。服诸吐利药，并解。（6）

误食菌类中毒，出现严重烦乱、胃脘胀闷难受的救治方法：人粪汁，服用一升；地浆水，服用一二升；大豆煮成浓汁，饮用。用催吐、导泻的方法，毒也会解。

食枫柱菌而哭不止，治之以前方。（7）

误食枫树上长出来的菌类而出现哭（笑）不止的，用上条方法治疗。

误食野芋（yù），烦毒欲死，治之以前方。（8）

误食了野芋，出现身中剧毒，危及生命的，用上条方法治疗。

蜀椒闭口者有毒，误食之，戟人咽喉，气病欲绝，或吐下白沫，身体痹冷，急治之方　肉桂煎汁饮之。多饮冷水一二升，或食蒜，或饮地浆，或浓煮豉汁饮之，并解。（9）

蜀椒壳闭口不开裂者有毒，误食以后会刺激人的咽喉，使人气闭欲绝，或者口吐白沫，四肢厥冷，急救治疗的方法：肉桂煎汤饮服，再喝一二升放冷的开水。或吃大蒜，或饮服地浆水，或者豆豉煮成浓汁服用，都可以解毒。

正月勿食生葱，令人面生游风。二月勿食蓼（liǎo）[1]，伤人肾。三月勿食小蒜，伤人志性。四月八月勿食胡荽，伤人神。五月勿食韭，令人乏气力。五月五日勿食一切生菜，发百病。六月七月勿食茱萸，伤神气。八月九月勿食姜，伤人神。十月勿食椒，损人心，伤心脉。十一月十二月勿食薤，令人多涕唾。四季勿食生葵，令人饮食不化，发百病，非但食中，药中皆不可用，深宜慎之。（10）

正月间不要吃生葱，吃后会使人面部出现红色皮疹。二月不要吃蓼，吃了容易损害肾阳。三月不要吃小蒜，吃了会影响人的神志。四月、八月不要吃香菜，吃了容易伤精神。五月不要吃韭菜，吃了会使人感到疲乏无力。五月初五不要吃一切生菜，否则会产生各种疾病。六月、七月不要吃茱萸，否则伤人神气。八月、九月不要吃生姜，否则伤人神。十月不要吃胡椒，否则伤人心脉。十一月、十二月不要吃薤白，食后使人多痰液。四时之月不要吃生葵，食后会引起消化不良，引发各种疾病。不仅在食物中，药物中也不能用，应小心谨慎。

---

[1]蓼：指一年生或多年生草本植物，叶子互生，花多为淡红色或白色，结瘦果。

时病瘥未健，食生菜，手足必肿。夜食生菜，不利人。十月勿食被霜生菜，令人面无光，目涩，心痛，腰疼，或发心疟。疟发时，手足十指爪皆青，困委[1]。（11）

外感热病后，脾胃功能尚未健运，吃了生菜会引发手足肿胀。夜间吃生菜，对身体健康不利。十月不要吃经霜打的生菜，否则会令人面无光泽，两眼干涩，心痛，腰疼，或者发生心疟病。疟病发作时患者手足十指爪甲出现青紫色，精神也困倦委顿。

葱、韭初生芽者，食之伤人心气。饮白酒，食生韭，令人病增。生葱不可共蜜，食之杀人。独颗蒜弥忌。枣合生葱食之，令人病。生葱和雄鸡、雉、白犬肉食之，令人七窍经年流血。食糖蜜后四日内，食生葱、韭，令人心痛。夜食诸姜、蒜、葱等，伤人心。（12）

葱和韭菜，刚发芽时，吃了以后容易损伤人的心气。喝白酒，吃生韭菜，会令人病情加重。生葱不能和蜂蜜一同食用，吃了会有害于人体。独颗蒜更是食用禁忌。大枣和生葱一同食用，会令人生病。生葱和公鸡、野鸡、白狗肉一同食用，会令人常年七窍出血。吃饴糖、蜂蜜以后，在四日内食用生葱、韭菜，会使人心痛。夜间食用生姜、大蒜、葱等，会损伤人的心气。

芜菁（wú jīng）根多食，令人气胀。（13）

芜菁根吃多了，会令人腹胀。

薤不可共牛肉作羹，食之成瘕病，韭亦然。（14）

薤白不宜和牛肉一起做羹食用，否则食用后容易得瘕病。韭菜也是这样（不能和牛肉一起做羹）。

莼（chún）多食，动痔疾。（15）

莼菜吃多了，会引发痔疮这类的疾病。

野苣（qǔ）不可同蜜食之，作内痔。白苣不可共酪同食，必作𧏾虫。（16）

野苣不能和蜂蜜一同食用，否则会生内痔。白苣不能和酪一同食用，否则会导致寄生虫感染。

---

[1]委：作"萎"，指精神不佳。

黄瓜食之发热病。（17）

黄瓜吃多了，容易得发热病。

葵心不可食，伤人，叶尤冷，黄背赤茎者，勿食之。（18）

葵心不能食用，有害于人体；葵叶更寒，叶背是黄色、茎是红色的，不能食用。

胡荽久食之，令人多忘。病人不可食胡荽及黄花菜。（19）

长期食用香菜，会使人记忆力减退而健忘。患病的人不能吃香菜和黄花菜。

芋不可多食，动病。（20）

芋头不能多吃，容易诱发旧病。

妊妇食姜，令子余指。（21）

怀孕的妇人吃姜，生出的孩子会多一根手指。

蓼多食，发心痛。蓼和生鱼食之，令人夺气，阴核疼痛。（22）

蓼吃多了，会引发心痛。蓼和生鱼一同食用，会令人脱气，阴囊疼痛。

芥菜不可共兔肉食之，成恶邪病。（23）

芥菜不能和兔肉一同食用，否则会得难治的疾病。

小蒜多食，伤人心力。（24）

小蒜吃多了，会损伤人的心神。

食躁式躁方　豉浓煮汁饮之。（25）

由于进食或者其他引起烦躁的治疗方法：豆豉浓煮成汁，饮服。

误食钩吻杀人解之方　钩吻与芹菜相似，误食之杀人。解之方《肘后》云：与茱萸食芹相似　荠苨（qí nǐ）[1] 八两

治疗钩吻中毒伤人的方法：钩吻与芹菜长得相似，如果勿食钩吻会害人性命，解救的方法（《肘后方》记载：与茱萸、食芹外形相似）：用六升水，煎煮荠苨，到还剩下两升水的时候，

---

[1] 荠苨：药草名，又名地参。根味甜，可入药。

上一味，水六升，煮取二升，分温二服钩吻生地傍无他草，其茎有白毛，以此别之。（26）

分两次温服（有钩吻生长的地方，不会有其他植物生长，而且钩吻茎上有毛，可以作为与其他植物鉴别的方法）。

治误食水茛菪中毒方 菜中有水茛菪（làng dàng），叶圆而光，有毒。误食之，令人狂乱，状如中风，或吐血。治之方：甘草煮汁，服之即解。（27）

治疗因误食水茛菪而中毒的方法：有一种叫水茛菪的菜，长得叶圆并且光滑，有毒，如果误食，会使人精神烦乱，好像中风的样子，或者可能吐血。救治的方法：用甘草煮成药汁，服下去就会解。

治食芹菜中龙精毒[1]**方** 春秋二时，龙带精入芹菜中，人偶食之为病。发时手青腹满，痛不可忍，名蛟龙病。治之方：硬糖二三升

上一味，日两度服之，吐出如蜥蜴（xī yì）三五枚，瘥。（28）

治疗因食用芹菜而吃了中虫卵毒的方法：春秋两季，有虫卵在芹菜中，人偶然把虫卵吃入腹中而患病。发病时手青腹满，疼痛难以忍受，这叫作蛟龙病。救治的方法是用一味硬糖，每日两次服用，能吐出像蜥蜴状的虫子三五条来，病就好了。

食苦瓠（hù）中毒治之方 黎穣（ráng）[2]

煮汁，数服之，解。（29）

吃苦瓠中毒的救治方法：黎穣，煮成汁，多次饮服，就可解毒。

扁豆，寒热者不可食之。久食小豆，令人枯燥。食大豆屑，忌啖猪肉。（30）

有寒热病的人不能吃扁豆。长时间吃小豆，会令人肌肤干燥。吃大豆屑末，不能再吃猪肉。

大麦久食，令人作疥（jiè）。（31）

大麦长期食用，使人懈怠乏力。

---

[1]龙精毒：指虫卵，下文"龙带精"意同。

[2]穣：同"穰"。

白黍米不可同饴蜜食，亦不可合葵食之。（32）

白黍米不能和饴糖、蜂蜜一同食用，也不能和葵菜一起吃。

荞麦面多食之，令人发落。（33）

荞麦面长期食用，会使人须发脱落。

盐多食，伤人肺。（34）

吃盐太多，会损伤人的肺气。

食冷物，冰人齿。食热物，勿饮冷水。（35）

吃冷的东西，使人牙齿感到冷痛。吃热的东西，不要喝冷水。

饮酒食生苍耳，令人心痛。夏月大醉汗流，不得冷水洗着身，及使扇，即成病。饮酒，大忌灸腹背，令人肠结。醉后勿饱食，发寒热。饮酒食猪肉，卧秫（shú）稻穰中，则发黄。食饴，多饮酒，大忌。凡水及酒，照见人影动者，不可饮之。（36）

饮酒时，吃生苍耳子，会令人心痛。夏天醉酒后大汗出，不能用冷水洗澡，也不能扇扇子，否则就会立即生病。饮酒后最忌艾灸腹部和背部，否则会使人胃肠燥结。醉酒后不宜多吃食物，容易使人发寒热病。饮酒又吃猪肉，并且睡在稻草中，容易发生黄疸。吃饴糖，大量饮酒，这是大忌。凡是饮水和酒，照见人影动的，不能饮用。

醋合酪食之，令人血瘕。（37）

醋与酪一同食用的话，会令人发生血瘕病。

食白米粥，勿食生苍耳，成走疰[1]。食甜粥已，食盐即吐。（38）

吃白米粥时不要吃生苍耳，否则容易得流注。吃完甜粥，再吃盐，会发生呕吐。

犀角筯搅饮食，沫出及浇地坟起者，食之杀人。（39）

用犀角制作的筷子搅拌食物，出现白色的粉末，或者把食物倒在地上起白沫的，食后会毒死人。

---

[1] 走疰：指体虚感受风邪，随风而行，或外发于肌肤，突然剧烈疼痛，游走无常的病证。

饮食中毒，烦满，治之方 苦参三两 苦酒一升半

上二味，煮三沸，三上三下，服之，吐食出即瘥。或以水煮亦得。

又方：犀角汤亦佳。（40）

饮食中毒出现心烦胸满的救治方法：用苦参、苦酒这两味药，煮沸三次。上火三次，下火三次，服用之后，吐出食物，病就好了。或者用水煮也可以。

另一种方法：用犀角汤，效果也很好。

贪食，食多不消，心腹坚满痛，治之方 盐一升 水三升

上二味，煮令盐消，分三服，当吐出食，便瘥。（41）

由于贪食，进食过多，食积不消，出现脘腹坚硬，胀满疼痛的救治方法：用盐和水这两味同煮，使盐溶化。分三次服用，吐出食物，就会好了。

矾石，生入腹，破人心肝，亦禁水。（42）

生矾石吞入腹中，损伤人的心肝，也不能饮水。

商陆，以水服，杀人。葶苈子傅（fù）[1]头疮，药成入脑，杀人。水银入人耳，及六畜等，皆死。以金银着耳边，水银则吐。苦楝（liàn）无子者，杀人。（43）

商陆用水送服，会危及性命。葶苈子外用可以敷头疮，如果药进入脑，会危及生命。水银进入人耳或者动物六畜耳内，皆可致死。可取金银在耳边，水银就会出来。没有籽的苦楝，能毒死人。

凡诸毒，多是假毒以投，无知时，宜煮甘草荠苨汁饮之，通除诸毒药。（44）

凡是各种中毒，多是在不知不觉中中毒的，可以用甘草荠苨煮汁饮服，可通治各种有毒中药。

---

[1] 傅：指涂抹，敷。